DE

ÉDUCATION

DES

ENFANTS

CONSEILS AUX PARENTS POUR L'HYGIÈNE A SUIVRE

Par Emile LE ROY

Docteur en médecine

> Instruis le jeune enfant à l'entrée de sa voie : lors même qu'il sera devenu vieux, il ne s'en éloignera pas. (BIBLE.)
>
> La bonne éducation est celle qui peut donner au corps et à l'âme toute la beauté, toute la perfection dont ils sont capables. (PLATON. — *Lois*.)
>
> Si l'espèce humaine peut être perfectionnée, c'est dans la médecine qu'il faut en chercher les moyens. (DESCARTES.)

PARIS

VICTOR MASSON ET FILS

PLACE DE L'ÉCOLE-DE-MÉDECINE

—

1862

DE L'ÉDUCATION

DES ENFANTS

Meaux. — Imprimerie A. Carro.

DE
L'ÉDUCATION
DES
ENFANTS

CONSEILS AUX PARENTS POUR L'HYGIÈNE A SUIVRE

Par Emile LE ROY

Docteur en médecine

> Instruis le jeune enfant à l'entrée de sa voie: lors même qu'il sera devenu vieux, il ne s'en éloignera pas. (Bible.)
>
> La bonne éducation est celle qui peut donner au corps et à l'âme toute la beauté, toute la perfection dont ils sont capables. (Platon. — *Lois.*)
>
> Si l'espèce humaine peut être perfectionnée, c'est dans la médecine qu'il faut en chercher les moyens. (Descartes.)

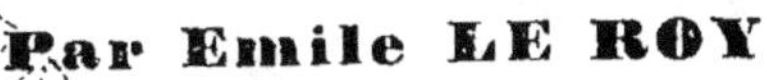

PARIS
VICTOR MASSON ET FILS
PLACE DE L'ÉCOLE-DE-MÉDECINE

—

1862

PRÉFACE.

Exposée comme elle l'est, à ressentir le contre-coup de toutes les révolutions sociales ou politiques, l'éducation des enfants n'a pas de guide plus sûr, pour la maintenir dans une voie conforme à l'ordre de la nature, que l'hygiène. De la part, plus ou moins grande, faite à cette dernière, dans tout système d'édu-cation, dépend plus qu'on ne pense, l'avenir de l'enfant et celui de la race.

A ne la considérer qu'au point de vue physique, l'éducation jouit du privilége, non-seulement de conserver intacte la constitution qu'un enfant a reçue de ses parents, mais d'enforcir et corriger cette constitution, si elle doit au hasard de la naissance, d'être défectueuse. La providence n'a pas voulu qu'un individu par son inconduite, ses excès, ou par une cause indépendante de sa volonté, se trouvât avoir détruit en lui d'une manière irrémédiable, avec sa propre santé, les bases de la santé de sa famille à venir. Un pareil fait serait en désaccord avec l'idée morale du rachat des fautes. Quoi! le baptême relève l'âme de son péché originel, et les descendants d'un individu épuisé, après avoir recueilli le triste héritage d'une constitution défectueuse, ne pourraient se relever de là par un régime convenable et recouvrer la santé.

L'observation tend, au contraire, à prouver que le plein et facile exercice de ses organes et de ses facultés, constitue un niveau de santé que l'homme devrait toujours conserver. Quand par ses fautes il descend au-dessous de ce niveau, il lui est permis de s'en rapprocher par un changement de conduite ou de régime, et en tout cas il est permis à ses descendants d'y remonter.

De nos jours on oublie trop souvent que l'enfance entière a été destinée par la nature à un travail lent, de composition et d'accroissement, d'où dépend la constitution future de l'individu ; car, ainsi que l'a dit Plutarque, c'est un bon fondement de belle vieillesse, que la bonne disposition et robuste complexion du corps en jeunesse.

La première de toutes les préoccupations doit être de donner à l'enfant un corps sain, afin que l'esprit n'en ressente que d'heureuses influences, *Mens sana in corpore sano* (JUVÉNAL). Si, au contraire, à la suite d'une enfance mal soignée, le corps est faible et en lutte continuelle avec la maladie, comment veut-on que l'âme puisse rester forte et que l'intelligence conserve toute sa netteté? La liberté individuelle n'existe réellement qu'avec la santé, et je croirais volontiers que la vertu est beaucoup plus facile à un individu fort et bien portant, qu'à un être faible et souvent maladif.

Dans cette étude, destinée surtout à mettre en relief certains points de l'éducation, mon intention n'est nullement de décrire chaque maladie de l'enfance, d'indiquer ses symptômes et son traitement ; mon but est plus philosophique. Je ne veux m'attacher qu'aux causes qui produisent les maladies. Prévenir vaut mieux que réprimer : ces quelques mots résument tout l'objet que j'ai en vue.

J'ai l'espérance que les parents pourront y acquérir, sur la physiologie et l'hygiène de l'enfance, quelques idées justes qui leur permettront, dans un cas donné, d'apprécier ce qui est indisposition ou ce qui est maladie, et le moment où l'intervention d'un homme de l'art devient nécessaire. Pour certaines parties seulement, comme l'hygiène du premier âge, j'entrerai dans des détails qu'on ne trouverait que dans les traités spéciaux où l'on ne se donne pas souvent la peine d'aller les chercher. Je ne saurais ici rendre assez hommage à M. Michel Lévy, dont le traité d'hygiène m'a beaucoup servi.

Les comparaisons assez fréquentes que j'ai faites de ce qui a lieu pour l'enfance, avec ce qui se passe pour diverses espèces appartenant aux règnes animal et végétal, s'expliquent par l'analogie que présente leur mode de développement. Certaines grandes lois communes à des êtres si différents, montrent que la nature a tout disposé d'après un vaste plan d'ensemble et en vue d'une harmonie générale. L'observation tend également à prouver que, dans n'importe quel règne, l'exercice régulier de la vie n'a lieu qu'à condition de maintenir une juste pondération entre tous les organes de l'économie, et que le perfectionnement exagéré de l'un d'eux ne s'obtient la plupart du temps qu'au prix d'un état de souffrance de certains autres.

Ma prétention n'est pas de donner un code d'éducation complet, mais d'indiquer des traits généraux, et de mettre en lumière par des exemples frappants, certains points de l'éducation. Ces points de repère posés, je laisse aux parents à établir une règle de conduite en rapport avec la constitution, les goûts et le rang de chaque enfant. Quelquefois il m'arrive de tracer dans mon cadre des divisions bien tranchées, afin de rendre mes idées plus compréhensibles; ainsi, la distinction que j'établis entre les enfants des villes et ceux qui habitent la campagne est vraie, et constitue, d'un côté, ce qu'on peut appeler la triste réalité, et de l'autre l'idéal; mais s'ensuit-il qu'il n'y ait, pour les enfants, place qu'à ces deux extrémités de l'échelle humaine.

A ceux qui me reprocheraient de trop m'occuper des anciens, je répondrai que ceux-ci ont porté la partie hygiénique de l'éducation jusqu'à la perfection; en cela comme en matière d'art, leur supériorité sur nous est donc incontestable, et si l'éducation a eu chez eux sa période de décadence, c'est parce que les moyens qui avaient amené le succès ont été poussés jusqu'à l'excès. En outre, ceux des auteurs de l'antiquité, qui traitent de l'éducation, ont un langage simple, figuré, et rempli d'exemples faits pour graver les préceptes

dans la mémoire. Enfin, comme M. Alfred
Maury, je trouve dans l'antiquité « un parfum
« de jeunesse et de simplicité qui rafraîchit
« nos corps épuisés par la vie d'affaires et
« d'intérêts dont nous sommes trop souvent
« absorbés ; c'est l'école des grands esprits et
« l'inspiration des grandes œuvres. Au début
« de l'humanité, il y avait en elle une sève et
« une énergie que les sociétés vieillies ont
« besoin de se communiquer pour assouplir
« leurs ressorts et retremper leurs idées. »

DE L'ÉDUCATION

DES ENFANTS.

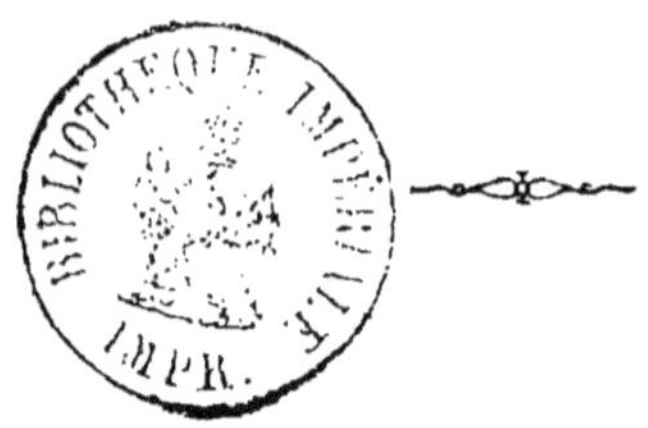

Celui qui voudrait diriger l'éducation d'un enfant, pris au moment de sa naissance, avec l'intention de lui former un corps robuste, doué de la vitalité nécessaire au libre jeu des fonctions et à l'exercice facile des facultés de l'âme, verrait bientôt tous ses efforts entravés, si l'enfant, au lieu d'une bonne constitution, n'avait reçu de ses parents, qu'une santé délicate, incapable de supporter le moindre écart de régime ou les intempéries des saisons. Après quelques tentatives infructueuses, il sentirait la nécessité de fortifier ce corps débile, et de le mettre en état de supporter les épreuves multipliées que comporte l'éducation d'un enfant en bonne santé. Contraint en même temps de plaindre l'enfant, il en viendrait, par une vue rétrospective, à rechercher l'origine du mal, et forcément ferait porter son analyse sur la vie, la manière d'être des parents avant et au moment de leur union. En d'autres termes, l'éducation de l'enfant, considéré au point de vue du rôle qu'il doit jouer plus tard, commence avec l'union des parents et se continue après la naissance.

Suivant Mignet, et c'est également l'opinion d'Esquiros : « L'avenir des enfants est en grande « partie dans les parents. Il y a un héritage plus « important encore que celui de leurs biens, c'est « celui de leurs qualités. Ils communiquent le plus « souvent avec la vie, les traits de leur visage, la « forme de leur corps, les moyens de santé ou les « causes de maladie, l'énergie ou la mollesse de « l'esprit, la force ou la débilité de l'âme, suivant « ce qu'ils sont eux-mêmes. Il leur importe donc de « soigner en eux leurs propres enfants. S'ils sont « énervés, ils sont exposés à les avoir faibles. S'ils « ont contracté des maladies, ils peuvent leur en « transmettre le vice et les condamner à une vie « douloureuse et courte. »

Deux causes d'affaiblissement en particulier, peuvent être considérées comme les plaies de la société actuelle. Ainsi il est prouvé par la science, que l'ivrognerie des parents a une influence manifeste sur le produit de la conception, en tendant à amener la dégénérescence des enfants, et que le tempérament nerveux poussé à l'excès, dans l'ordre des transmissions héréditaires, prédispose aux convulsions et à la folie.

Chez les Grecs, les Romains et même les Gaulois, au rapport de César, la question se trouvait bien simplifiée, car les parents jouissaient du privilége de disposer de la vie de l'enfant à sa naissance, et tous ceux qui offraient l'apparence d'une infirmité étaient impitoyablement sacrifiés. L'avénement du Christianisme fit disparaître cette coutume barbare qu'explique sans l'excuser, le culte que les anciens avaient pour la force physique. Peut-être le tort des époques qui suivirent et en particulier de la nôtre, fut-il de supprimer toutes les entraves légales ou morales, qui avaient pour but d'éviter la procréation de ces monstres et de ces enfants difformes, dès leur naissance, comme il ne s'en présente que trop de nos jours. La question intéresse la société plus qu'on ne croit, car le nombre des enfants qu'elle prend ainsi à sa charge, va toujours en augmentant.

L'enfant étant, sauf les cas exceptionnels, considéré comme l'expression même du mariage, il suit de là que les soins dont on entoure ce dernier, sont la préparation à l'éducation.

Les anciens, admirateurs enthousiastes de la beauté plastique, n'avaient eu garde de laisser ce point important dans l'obscurité, leurs écrits en font foi, et chez plusieurs peuples il existait des lois destinées à empêcher les mariages mal assortis. C'est ainsi qu'au dire de Plutarque, les magistrats de Sparte condamnèrent leur roi Archidamus à une somme d'argent, pour l'amende de ce qu'il avait eu le cœur d'épouser une femme de petite stature, en y ajoutant la cause pour laquelle ils le condamnaient. Pour autant, disaient-ils, qu'il a pensé de nous engendrer non des rois, mais des roitelets.

De nos jours, il s'en faut qu'il en soit de même : les considérations pécuniaires priment dans le mariage les intérêts les plus graves et les plus sacrés, l'homme n'envisage que le présent immédiat, que l'individu, et il s'en fie au hasard pour la naissance et l'avenir de ses propres enfants !

Contre un pareil état de choses, la mesure la plus efficace serait de répandre et populariser la connaissance des lois de l'hygiène, de diminuer les exigences sociales par suite d'une plus grande simplicité de mœurs, et de tâcher que la vigueur de la constitution reprenne la part d'importance qu'elle doit avoir dans le mariage. Peut-être alors l'opinion publique finirait-elle par stigmatiser les unions qui sont réprouvées par l'hygiène et la raison. La beauté et la santé cesseraient de baisser pavillon devant l'argent, et reprendraient une partie de la valeur qu'ils avaient aux yeux des anciens.

On ne s'étonnera pas de me voir parler du beau

à propos d'éducation, si l'on réfléchit que le beau marche ordinairement avec le bon, et qu'il est lui-même un reflet de la perfection. A un autre titre la beauté du corps mérite encore d'être recherchée, car elle ne peut exister sans la régularité des formes qui, dans la majorité des cas, sous-entend la santé. Une fois donc que ces expressions de santé et de beauté auraient reconquis leur légitime influence, on observerait, à n'en pas douter, une tendance générale à l'amélioration de la race, qui porterait non-seulement sur le physique, mais encore sur le moral et l'intelligence.

Pourquoi même ne ferait-on pas des recherches pratiques qui permissent de publier une nouvelle édition de la Callipédie ou (*l'art de faire de beaux enfants*), beauté étant pris ici dans le sens de santé en même temps que régularité des formes. Chaque année des millions sont dépensés pour maintenir les haras et en général pour encourager l'amélioration de n'importe quelle race d'animaux, on récompense le producteur des plus beaux fruits, des plus belles fleurs, et personne ne pense à la race humaine dont les progrès physiques ont pourtant assez d'importance, et mériteraient des cérémonies, des concours.

En raison de son action permanente, l'intervention de l'État serait d'autant plus utile dans ce cas, que la faculté de modifier l'espèce humaine est soumise à certaines bornes. D'après l'opinion de MM. Girou de Buzareingue et de Quatrefages, les calculs relatifs à la génération, ne peuvent s'établir sur le premier enfant qui doit arriver eu égard à la primogéniture, il faut attendre au moins deux générations. On peut préparer une race, et on n'obtient pas toujours un résultat complet quand il s'agit de préparer un individu. Ainsi s'expliquent la ressemblance des enfants avec leurs grands parents, et la transmission dans certaines familles de signes physiques particuliers, tels que le nez des Nazones et des Bourbons, la lèvre des Labéones. Aussi les philosophes de tous les temps se sont-ils accordés à dire qu'il fallait soigner l'éducation, et la diriger dans le sens des qualités qu'on désire voir aux citoyens d'un État.

L'enfance plus que toute autre époque de la vie de l'homme, est caractérisée par, je ne dirai pas un changement perpétuel, mais un perfectionnement de toute l'économie. Il semble qu'humbles apprentis du maître suprême de l'univers, nous recevions de lui à des époques successives, de nouveaux instruments, qui laissent loin derrière eux les premiers et nous permettent d'exécuter des œuvres plus parfaites.

L'enfant en naissant n'est encore qu'une ébauche, le fruit à peine mûr, que le sein de la mère retient à l'arbre comme un hile nourricier. Tout son corps, sorte de gangue informe, s'organise lentement à la faveur d'une chaleur empruntée et des soins incessants, que lui prodigue celle qui pense et agit pour lui. Ses sens qui ne s'étaient pas encore manifestés d'une manière déterminée, paraissent plus ou moins confondus ensemble ; puis le cerveau ayant pris une consistance suffisante ils se montrent distincts vers la sixième ou huitième semaine ; enfin ils s'associent et s'aident réciproquement. Alors seulement peut naître la perception, premier signe de l'action cérébrale.

Pendant ce travail intérieur, la vie de l'enfant est toute passive, il dort presque constamment et ne se réveille que pour demander à manger.

Un peu plus tard les mouvements se montrent d'abord isolés puis unis aux sensations, et l'enfant essaye la puissance de ses membres ; semblable à ces jeunes poussins qui ne quittent pas d'abord l'aile protectrice, il ne connaît et ne désire que le sein de sa mère ; enfin l'évolution de ses dents lui permet de rompre les liens qui l'attachaient à elle, et de vivre de la vie commune.

Cette période dont je vais m'occuper sous le titre de la naissance, avait reçu des Latins le nom d'Infantia (Infans, qui ne peut pas parler) : elle s'étend jusqu'à l'âge de deux ans et demi à trois ans.

LIVRE PREMIER.

DE LA NAISSANCE.

> Le santé d'une vie tout entière dé-
> pend quelquefois d'une enfance mal
> soignée ou mal dirigée. C'est au mo-
> ment même de la naissance qu'il faut
> s'emparer de l'enfant pour le soumettre
> aux lois d'une bonne hygiène. On
> pourra diminuer ainsi la mortalité.
> (Un quart sur mille avant la fin de la
> première année, qui frappe les nou-
> veaux-nés.)
>
> BOUCHUT.

L'hygiène du premier âge devrait toujours avoir la mère pour sujet, et comprendre les conseils qu'on peut lui adresser au moment de sa grossesse.

Les maladies de la mère se transmettent peut-être plus communément que celles du père, parce que la femme qui a une part égale à celle de l'homme dans l'acte de la conception, fournit au développement du fœtus pendant tout le temps qu'elle le garde dans son sein, et le nourrit encore de sa propre substance pendant toute la durée de

2*

l'allaitement. Ensuite les travaux de M. Geoffroy Saint-Hilaire ont montré que dans la majorité des cas, les monstruosités et les vices de conformation que présente l'enfant à sa naissance, sont le résultat de causes modificatrices qui ont agi sur lui dans le sein de sa mère. Les coups, les chutes, les affections morales, les excès de régime, ayant leur influence sur l'enfant, la mère devra s'attacher à vivre d'une vie tranquille, et résider à la campagne si cela est possible, dans un appartement où l'air et la lumière soient prodigués. On rapporte en partie l'accroissement inouï de la race juive à l'époque actuelle, à l'habitude qu'ont les femmes juives de travailler rarement dans les fabriques, surtout lorsqu'elles sont enceintes ou qu'elles ont de très-jeunes enfants.

Il faut que celle qui va être mère renonce aux bals, aux fêtes, aux spectacles, qu'elle ne se serve de voiture que le moins possible. Le saut d'un fossé dans le jardin des Tuileries, amena un avortement chez Anne d'Autriche, et priva pour longtemps la France d'un héritier du trône.

Elle doit éviter de porter des vêtements serrés et d'être soumise aux entraves du corset. Enfin sa nourriture abondante et douce sera réglée de telle façon, qu'il ne survienne jamais de ces échauffements que le sang intermédiaire rapide, aurait bientôt transmis à l'enfant. Dans ce cas sans plus tarder, la mère devrait user de bains et de rafraichissants de toute nature. J'insiste à dessein sur ces précautions que leur peu d'importance, prises isolément, fait dédaigner par des mères qui, vienne la maladie de l'enfant, le soignent avec un dévouement admirable et sont prêtes à lui sacrifier leur vie.

En réfléchissant à tout ce qu'il faut faire pour sauvegarder avant et après la naissance, la vie et la santé de l'enfant, on serait presque tenté d'imiter une coutume attribuée par Hérodote à un peuple de la Thrace. Lorsqu'un enfant venait de naître, tous ses parents, rangés autour de lui, pleuraient sur les maux qu'il aurait à souffrir depuis le moment où il avait vu le jour, et comptaient en gémissant toutes les misères humaines qui l'attendaient. A la mort d'un de leurs concitoyens, ils se livraient au contraire à la joie, le couvraient, en plaisantant, de terre, et le félicitaient d'être enfin heureux, puisqu'il était délivré de tous les maux de cette vie.

Par sa soumission aux lois de l'hygiène, celle qui va être mère, ne travaille pas seulement à assurer la bonne constitution de l'enfant qu'elle doit mettre au monde, elle travaille aussi pour elle, car il est certain que chez les femmes qui sont dans un état de santé satisfaisant, l'accouchement est moins douloureux, et se fait avec une facilité dont profitent également et la mère et l'enfant. La gaîté puisant sa source dans la santé, on comprend qu'Henri d'Albret ait promis à sa fille Jeanne de lui montrer son testament, à condition que dans l'enfantement elle lui chanterait une chanson, afin lui dit-il que tu ne me fasses pas un enfant pleureur et rechigné. La princesse le lui promit, et eut tant de courage que malgré les grandes douleurs qu'elle souffrait, elle lui tint parole, et en chanta une en son langage béarnais, aussitôt qu'elle l'entendit entrer dans sa chambre. L'on remarqua que l'enfant qui devait un jour être Henri IV, vint contre l'ordre commun de la nature au monde sans pleurer et sans crier.

Allaitement maternel.

La solidarité si intime qui existe pendant toute la durée de la grossesse entre la mère et le fœtus, ne cesse pas complétement à la naissance ; ce lien mystérieux se trouve renoué par l'allaitement, fonction tellement commune à ces deux êtres, que la sécrétion et la succion du lait se succèdent et se complètent l'une par l'autre. En voyant cette union cimentée encore par les caresses de la mère et les soins de chaque jour, on comprend quelle force l'habitude peut donner à cet amour maternel, dont l'influence dure pendant toute la vie de ces deux êtres, et qui devient capable d'enfanter de si beaux actes de dévouement. La Bible, ce code de morale universel qui contient des enseignements et pour

l'artisan et pour le souverain, est muette il est vrai
sur les devoirs des mères à l'égard de leurs enfants ;
mais elle nous fournit dans la vierge Marie, un
exemple éclatant d'une mère allaitant son enfant,
exemple qui ne contribue pas peu à donner au souvenir de la vierge, cette poésie et cette grâce qui
lui conquièrent tous les cœurs. L'amour maternel
peut être poussé jusqu'à la jalousie, ainsi que nous
le voyons par la reine Blanche de Castille allaitant
malgré une fièvre ardente, l'enfant qui fut Saint
Louis, et le forçant en lui mettant son doigt dans
la bouche, de rendre le lait qu'il avait pris au sein
d'une dame de la cour, pendant qu'elle même reposait.

Chez toutes les mères cependant le cœur ne parle
pas avec la même force, et il faut que de temps en
temps les sages et les médecins viennent au nom de
la nature et de la raison, leur recommander dans
l'allaitement, un devoir auquel suivant l'expression
de Tissot, la nature les attache par un plaisir.

Ici je me plais à dire qu'il m'est arrivé plus d'une
fois, de rencontrer des nourrices qui ayant perdu
leur enfant, s'étaient tellement attachées à l'enfant
de l'étrangère, sur lequel elles avaient reporté toute
leur affection, qu'elles ne pouvaient plus s'en séparer sans douleur. Tout récemment encore, une
jeune mère me racontait qu'impatiente de reprendre
son fils des mains de la nourrice, elle était allée le

chercher au village, et que la nourrice dont il était la seule consolation, lui avait dit avec émotion : Madame, je vous en prie, laissez-le moi encore, je ne vous demanderai pas d'argent pour le garder et je vous en donnerai plutôt.

Simple, quand il s'agit des femmes appartenant aux classes laborieuses, la question de l'allaitement ne l'est plus pour celles qui sont d'un rang plus élevé, et bien que ce soit un des points les plus difficiles que puisse présenter l'hygiène des familles, la raison et la science sont rarement appelées à la décider. Ce qui n'a pas empêché Rousseau d'écrire : « La ligue des femmes et des médecins m'a toujours « paru l'une des plus plaisantes singularités de « Paris. C'est par les femmes que les médecins acquièrent leur réputation, et c'est par les médecins « que les femmes font leur volonté. »

A l'influence de la mode sur ce débat, dont se plaignait tant Rousseau, sont venues se joindre les exigences de la position qui font souvent décider en dépit de la raison. Que dire à ces parents qui confient leurs enfants à des nourrices inconnues, dont la cupidité est parfois le moindre défaut ? Ils pourraient répondre : supprimez l'insalubrité des grandes villes, immenses cloaques qui tuent de leurs émanations les enfants chétifs, ou les condamnent à végéter dans des habitations étroites, et peut-être pourrons-nous les élever nous-mêmes ! Combien n'est-il pas de praticiens qui n'aient reçu d'une mère la réponse suivante ? Je mettrais tout mon bonheur à élever mon enfant, mais chaque jour, à telle heure, il faut que je sois habillée et prête à descendre au comptoir pour toute la journée.

La question de la coquetterie, le croirait-on, vient aussi peser dans la balance. L'allaitement maternel passe à raison peut-être, pour faner prématurément les jeunes mères. A cela je répondrai que la faute en est à la constitution des jeunes femmes de l'époque, dont la beauté n'est pas capable de supporter les fatigues de la maternité. Civilisation, voilà un de tes bienfaits ! A ce propos et en raison du contraste, je me rappelle avoir rencontré dans un bal à Smyrne, une jeune dame grecque, très-belle, et dont la taille majestueuse aurait pu sans désavantage paraître à côté de la Vénus de Milo. Un médecin auquel je communiquai l'admiration qu'elle m'inspirait, l'augmenta encore en m'apprenant qu'elle était déjà mère de cinq enfants et en allaitait un sixième.

L'allaitement maternel outre l'avantage d'attacher davantage la mère à l'enfant qu'elle a nourri, n'a-t-il pas celui qui est très-grand pour une jeune femme, de l'habituer à ces mille détails de la vie domestique qu'elle ignorait jusqu'alors. Si la présence et les cris de l'enfant ne sont pas toujours bien vus par le mari que cela distrait et dérange de ses habitudes, il n'en est pas moins forcé d'admirer et d'estimer, celle qui se consacre tout entière à des devoirs souvent pénibles, et pour l'accomplissement desquels elle expose sa santé.

Supposons levés tous les obstacles sociaux qui s'opposent à l'allaitement par la mère, il restera celui de sa santé, qui souvent à la ville est trop chétive, pour qu'on puisse songer à appuyer sur elle, la vitalité d'un enfant déjà chétif lui-même. Pour cette raison je n'insiste pas davantage sur l'allaitement maternel, mais je n'en reste pas moins persuadé que toutes les fois qu'il sera possible, dans de bonnes conditions, c'est à lui qu'il faudra donner la préférence.

Quant à la vigueur de la constitution, aux qualités du lait, au développement des mamelles, il n'est pas nécessaire de se montrer pour la mère aussi difficile qu'on doit l'être envers une nourrice ; car à ce compte, combien de mères appartenant aux classes riches, seraient en état d'allaiter leurs enfants ? On en voit souvent dont le lait est peu abondant et de médiocre qualité, élever de très-beaux enfants, et chose singulière, rapporte M. Cazeaux, si ces mêmes femmes viennent à prendre un nourrisson, celui-ci dépérit faute d'une alimentation satisfaisante. Bref, il suffit que la mère ne soit pas d'une santé maladive, que ses seins soient assez bien développés, et qu'elle ait dans le caractère et les habitudes la douceur et la patience nécessaires, pour qu'on doive l'engager à allaiter son enfant.

A celles qui demeurant dans une ville, se décident à nourrir, on doit conseiller toutes les fois que la fortune et la profession le permettront, d'aller se loger dans un quartier bien aéré, paisible, et à proximité de promenades où elles puissent conduire l'enfant.

Dans les premiers temps de l'allaitement, il faut mettre les jeunes mères en garde contre un inconvénient, celui de donner à téter à l'enfant sans qu'il ait réellement besoin et dans le but unique d'apaiser ses cris. Il ne faut pas croire en effet, que le cri soit toujours l'expression d'une souffrance ou d'un besoin réel. C'est par un cri qu'en arrivant au monde, l'enfant a manifesté son individualité ; à défaut de la pensée, c'est par un acte irrécusable qu'il a manifesté son existence. Pourquoi voudrait-on qu'il ne continuât pas à crier quand il ne sait pas autre chose. Savons-nous, et c'est l'avis de M. Cazeaux, s'il n'y trouve pas une certaine jouissance. Il est en effet des enfants qui crient sans qu'on puisse en reconnaître la cause, et malgré leur agitation continuelle, souvent leurs longues insomnies, on ne les voit pas dépérir. Les nourrices les désignent vulgairement par l'épithète assez méritée d'enfants méchants. La méchanceté de ces enfants est du reste préférable à la gentillesse de certains autres venus à grand'peine à terme, qui ne pleurent jamais et dont le calme trompeur est une conséquence de la faiblesse de leur constitution.

Les jeunes mères n'ont point assez présent à l'esprit, que la santé d'un enfant à la mamelle dépend en grande partie de la santé de sa mère. La moindre indisposition, le moindre excès ont leur retentissement immédiat en lui. La mère est-elle échauffée, l'enfant devient chagrin, pleure continuellement et des signes d'échauffement ne tardent pas à se montrer chez lui. La mère se laisse-t-elle aller à des accès de colère qui amènent la perturbation dans toute son économie, l'enfant en pâtit, et chez lui les accès nerveux ont une bien autre gravité. La communauté d'existence entre ces deux êtres a même donné l'idée d'un traitement spécial à certaines maladies, que l'enfant aurait pu apporter en naissant, et on n'a pas trouvé de moyens plus simples, que d'appliquer le traitement à la nourrice ou à la chèvre nourricière. Le médicament absorbé par la nourrice passe dans le lait, d'où il s'en va, mêlé au sang de l'enfant, jusqu'aux organes qu'il s'agit de modifier.

Une fois que la mère est entrée dans les fonctions de l'allaitement, elle doit en accepter en même temps toutes les charges, tous les ennuis, et renoncer au monde pour se faire la gardienne vigilante de son enfant. Y a-t-il d'ailleurs un spectacle plus tou-

chant et plus gracieux que celui d'une mère don--
nant des soins à son enfant. C'est à sa persistance
à revenir toujours à ce sujet sans parvenir jamais à
l'épuiser, que Raphaël doit ses œuvres les plus
belles et les plus populaires. Michelet devait subir
la même influence quand il écrivait « les femmes
« et les enfants, cette aristocratie de grâce et de
« charme. »

A l'égard des heures auxquelles on doit donner
le sein, il est de règle qu'à mesure que l'enfant
prend de l'âge, on mette plus d'intervalles entre ses
repas. La nuit surtout, il faut de bonne heure
habituer l'enfant à dormir. Pour cela on lui présente le sein trois fois dans la nuit, deux fois un
peu plus tard, puis une fois, pour arriver à ne le
lui donner qu'aux moments où la mère se couche,
et se réveille. Celle-ci y gagne de pouvoir prendre
un repos dont elle a tant besoin. On peut encore
mettre le soir dans un biberon ordinaire, un mé-
lange de lait et d'eau sucrée, préalablement chauffé ;
la mère le place ensuite sous son oreiller où il se
conserve à une chaleur suffisante pour qu'elle puisse
le donner à l'enfant. Il est rare que ce compromis
soit accepté par lui sans difficulté ; c'est aux parents
à résister à ses pleurs, si pendant longtemps ils ne
veulent pas voir leur sommeil interrompu par ce
charmant despote.

Dans aucun cas, sous prétexte de bienséance, la

mère ne doit différer, quand l'heure en est arrivée, de donner le sein à l'enfant ; qu'elle soit naturelle, et partout elle attirera le respect et l'estime de ceux qui la verront remplir un devoir aussi sacré. Je puis en citer un exemple d'autant plus frappant, qu'il est tiré d'un pays où la liberté des femmes se trouve soumise à bien des entraves. Un jour au milieu d'une halte dans le Liban, je vis une jeune dame Maronite, de vingt ans, appartenant aux premières familles du pays, et qui, seule de son sexe au milieu d'une réunion de personnes de connaissance il est vrai, ne parut pas le moins du monde embarrassée quand on lui apporta son enfant. Elle se découvrit le sein sans affectation, pour lui donner à téter, et cependant la même dame sur le point de remonter à cheval pour continuer son voyage, se faisait envelopper par ses suivantes de vêtements et de voiles qui la dérobaient à tous les regards.

« Beaucoup d'enfants, rapporte M. Fleury, vo-
« missent peu de temps après avoir tété, sans
« éprouver aucun effet fâcheux ; ils rejettent ainsi
« par régurgitation une quantité surabondante de
« lait qu'ils ont ingérée, et leur nutrition n'en
« souffre pas ; bien rendant, bien venant, disent
« même les nourrices qui considèrent ce phéno-
« mène comme un signe de force et de bonne con-
« stitution ; mais il arrive souvent que le vomisse-
« ment est le résultat d'une véritable indigestion

« qui, en se renouvelant ne tarde pas à jeter les
« enfants dans un dépérissement progressif. La
« diarrhée est alors un signe des plus graves, les
« matières sont verdâtres, et contiennent sous forme
« de grumeaux blancs, des parties de caséum non
« digéré. Pour faire disparaître les accidents, il
« suffit de rendre les tétées moins nombreuses. »

Dans le but de reconnaître si l'allaitement profite
à l'enfant et si la nutrition et le développement organique s'opèrent chez lui régulièrement, M. Na-
talis Guillot a fait des recherches qui lui ont permis
d'admettre, qu'un enfant robuste a besoin de téter
plus d'un litre de bon lait par jour, pendant le
premier mois, et plus de deux litres ensuite, que
son accroissement régulier dans la période diurne,
est de plus de cinquante grammes, et que si le poids
diminue à chaque pesée, la mort peut être prévue.

L'inspection des seins de certaines mères, trompe
quelquefois en laissant croire que l'allaitement
pourra être de longue durée, et bientôt soit que la
jeune mère ait trop présumé de ses forces, ou que
la quantité de lait soit insuffisante pour nourrir l'enfant, on est obligé d'avoir recours au biberon. Cet
allaitement n'a pas les inconvénients de l'allaitement artificiel, et on peut même dire que l'allaitement naturel fait par les jeunes femmes de la
ville, est une sorte d'allaitement mixte. Il remédie
à l'insuffisance du lait de la mère, que cette insuffi-

sance soit suivant l'expression de M. Fleury, quantitative ou qualitative, ou même l'un et l'autre simultanément. La mère qui a peu de lait se bornera dans ce cas à en réserver l'usage pour la nuit.

Il est nécessaire que le lait donné en boisson à l'enfant, ait été bouilli. Le lait cru est plus difficile à digérer parce que son coagulum est plus dense. Le lait écrèmé ne convient pas aux petits enfants ; les graisses en général, leur sont nécessaires, elles favorisent l'assimilation des matières albumineuses. , S'il arrivait que l'enfant ne pût supporter le lait de vache, on pourrait le remplacer par une décoction de graines d'avoine, à laquelle on aurait ajouté un jaune d'œuf non cuit.

Les auteurs ne sont pas d'accord sur l'époque à laquelle on doit donner à l'enfant des bouillies, soupes, etc. ; la divergence d'idées provient de ce que les conditions dans lesquelles les enfants sont placés à la ville et à la campagne, n'étant pas les mêmes, ce qui réussit à la campagne ne peut pas toujours être appliqué à la ville. La constitution plus ou moins vigoureuse des enfants est encore une chose à observer ; en effet, la nourriture qui sera facilement supportée par l'un, amènera des accidents chez l'autre. En général, M. Cazeaux conseille de s'abstenir de bouillie tant que le lait de la mère est suffisant pour la nutrition de l'enfant. Il n'est pas davantage prouvé qu'il faille donner de ces bouillies aux enfants de la ville, sous prétexte que vivant dans une atmosphère moins riche que ceux de la campagne, élevés dans des lieux bas et humides, ils ont besoin de plus d'éléments réparateurs. Le plus souvent toutes ces bouillies, etc., mal digérées, fatiguent l'estomac et amènent avec des inflammations du ventre, la diarrhée chronique et l'amaigrissement. Bon nombre d'attaques de convulsions, à la ville surtout, n'ont pas d'autres causes que la tendance des parents à donner des aliments solides de trop bonne heure.

Enfin vers le cinquième ou sixième mois, quand l'enfant a pris un certain développement, on peut lui donner de la semoule, du gruau, en ayant soin de préparer ces substances au sel et non au sucre.

De la même façon doivent être employées la fécule de pommes de terre, l'arrow-root, ou bien encore la farine de froment que l'on fait légèrement sécher au four en évitant de la torréfier, de la roussir, car elle perdrait alors une partie de ses éléments nutritifs. Van Helmont préconisait une sorte de gelée faite de pain et de sucre ou de miel, qu'on délayait dans une quantité suffisante de petite bière. Il en résultait un aliment nourrissant, aisé à digérer et se conservant mieux que le lait. La bière employée dans la composition de la gelée et dont l'ébullition avec le pain, dissipait les parties spiritueuses, ne laissait dans cette bouillie que de l'eau et une petite quantité de tartre fort analogue au sucre de lait. On peut du reste varier les aliments suivant le goût et l'état de l'enfant. Ainsi préférer la crème de riz, si l'enfant est un peu relâché, la fécule de pommes de terre comme aliment rafraîchissant, l'arrow-root comme aliment léger. Enfin n'arriver que plus tard à faire suçer un peu de viande ou de pain, et ne leur donner de l'eau rougie qu'à un âge plus avancé.

Allaitement par une nourrice.

> Je treuve, dit Montaigne, que nos plus grands vices prennent leur ply dès nostre plus tendre enfance, et que nostre principal gouvernement est entre les mains des nourrices.

Les exigences de l'allaitement maternel et les soins de chaque instant qu'il réclame, s'accordant mal avec la vie que sont obligées de mener les femmes qui ont affaire au public ou tiennent un certain rang, on conçoit que de tout temps, elles aient saisi l'occasion de se décharger des soucis de l'allaitement sur la nourrice.

La mythologie grecque semble consacrée à la glorification des nourrices ; et depuis la fable de Junon produisant la voie lactée, en laissant tomber quelques gouttes de lait qu'elle donnait à Hercule, jusqu'à la reconnaissance dramatique d'Ulysse par sa nourrice Euryclée, nous voyons constamment les dieux ou les héros abandonnés à leur naissance, et recueillis par des nymphes, qui se chargent de les élever. Après Homère les tragiques grecs, et plus tard Térence et Plaute, font intervenir à chaque instant la nourrice sur la scène, exemple qui a été suivi par Shakspeare, dans Roméo et Juliette, et même par Racine.

A cette époque où la nourrice ne se séparait plus de l'enfant qu'elle avait élevé et vieillissait dans la maison, on conçoit de quelle importance était son choix. On allait même comme de nos jours, en demander à certaines contrées, qui jouissaient sous ce rapport d'une grande réputation. C'est ainsi que l'histoire nous a transmis le nom de la nourrice d'Alcibiade, qui était Lacédémonienne et se nommait Amycla. A ce moment où la Grèce florissait, les Lacédémoniennes étaient tellement en réputation pour leur belle constitution et leur mâle vertu, que tous les grands personnages voulaient en avoir, pour nourrices de leurs enfants.

Le choix d'une nourrice a son importance, quoiqu'elle ne soit pas aussi grande que voulaient le faire croire certains philosophes du siècle dernier, chez lesquels existait la persuasion que le lait de telle ou telle femme, avait de l'influence sur le développement moral de l'enfant. Il paraissait alors d'un grand intérêt d'en prendre une qui par son intelligence et son caractère, remplît les conditions du programme. Mais si l'on ne considère l'enfant que comme une gangue amorphe, une matière jouissant de bien peu de vitalité, et qui loin de prétendre à la vie intellectuelle, posséde à peine les éléments de la vie matérielle, on trouvera qu'il est de peu d'importance d'avoir pour nourrice une femme d'esprit ou une bonne paysanne, sans autre préoccupation que celle de son existence propre.

Un argument plus sérieux est fourni par le renouvellement avéré des molécules constitutives du corps. Il n'est guère possible d'alléguer l'importance des éléments nutritifs transmis par la nourrice, en présence de ce fait, qu'ils doivent dans un temps assez court, céder la place à d'autres. Qu'importe en effet la composition de l'engrais qu'on dépose sur une terre, quand c'est dans la nature même du sol que résident les principales causes de sa fertilité ou de sa stérilité ! L'enfant est comme un jeune sauvageon, dont la végétation désordonnée s'accommode de tous les sols, jusqu'au moment où la greffe de l'éducation morale vient lui donner le ferment ou l'étincelle qui doivent le caractériser.

Il est cependant de beaucoup préférable d'avoir une nourrice intelligente, douée d'un bon caractère, d'une humeur facile et gaie; parce que comprenant quels liens sympathiques l'unissent à l'enfant qui lui est confié, elle soignera sa propre santé, ira au devant des moindres accidents ou écarts de régime, dont le retentissement est si grand chez l'enfant ; et surtout évitera ces contrariétés, ces colères, qu'on accuse à juste titre, d'amener un changement dons la composition du lait, et ce qui est plus grave, de disposer aux convulsions. L'insomnie des enfants, la colique, la diarrhée, peuvent encore être la conséquence d'une violente colère de la mère ou de la nourrice, de même qu'on voit une émotion vive amener l'engorgement ou l'affaissement subit des mamelons.

« La beauté ou la laideur dit M. Donné, ne sont « pas complétement à négliger, il est bon qu'une « nourrice ne déplaise pas à la mère qui lui confie « son enfant ; mais je crains un degré de beauté « très-prononcé. Il est rare qu'une femme très- « belle ne s'occupe pas un peu trop d'elle-même, « et dans tous les cas, il est à craindre que d'autres « ne s'en occupent plus qu'il ne convient. »

On prendra la nourrice brune avec la poitrine bien conformée, ce qui est toujours une garantie que la circulation se fait bien, et parce que sous notre latitude, il est plus ordinaire de rencontrer chez une telle femme la santé et un lait plus riche. Défiez-vous par conséquent de ces grosses et courtes filles, blondes, lymphatiques au dernier point, dont le sang circule à peine, et qui ont souvent un lait pauvre ou en petite quantité.

Chez les femelles de toutes les espèces, la nature change la consistance du lait, selon l'âge du nourrisson, par conséquent le lait d'une nourrice récemment accouchée est, à cause de sa composition toute spéciale et un peu purgative, le meilleur de tous. Il est même une limite au-delà de laquelle on ne doit plus prendre certaines nourrices pour un enfant qui vient de naître. Enfin toutes les fois qu'on voit un enfant maigrir et dépérir, sans cause appréciable, et que l'état de ses selles laisse à désirer, il faut voir si la nourrice a assez de lait ; et s'en méfier d'autant plus qu'elle a conservé son enfant auquel elle donne aussi à téter, et qui a naturellement la préférence.

L'allaitement à domicile par une nourrice, fut pendant longtemps le privilége exclusif des familles riches : l'extension qu'il a prise de nos jours, a sa cause dans le goût chaque jour plus vif des masses, pour le luxe et le bien-être.

La plupart de ces nourrices proviennent des bureaux de placement, où le choix fait un peu en aveugle, on les arrête, sans attendre, bien entendu, la ratification du médecin. Comme leur installation peut être marquée par un évènement susceptible de causer quelqu'ennui aux familles, il est bon que celles-ci en soient prévenues : je m'explique. La nourrice arrivée à la maison, se trouve avoir en abondance un lait dont l'enfant s'accommode parfaitement, mais au bout de quelques jours, et bien qu'elle conserve une santé florissante, le lait diminue en quantité, et la suppression complète peut même arriver : La famille dans l'embarras envoie au plus vite chercher une autre nourrice, avec laquelle le même accident peut survenir. A quoi cela tient-il donc? Tout simplement au changement de régime de la nourrice ; mais je laisse parler M. Fleury : « L'excès du bien est ici plus à redou-« ter que le mal, et, à ce propos, rappelez-vous « qu'il y a de l'inconvénient à changer brusque-« ment les habitudes de la nourrice, et à substi-« tuer une vie de luxe et d'oisiveté à une vie de « sobriété, de travail et souvent de misère. L'ali-« mentation doit être saine et abondante, mais il « ne faut pas qu'elle soit trop substantielle, trop « recherchée et trop copieuse, une femme accou-« tumée au grand air, à l'exercice musculaire, aux « rudes travaux des champs, ne doit pas être traitée « comme une petite bourgeoise de Paris. »

Le même raisonnement est applicable à ces jeunes mères placées dans les meilleures conditions de repos, de bien-être, et qui, malgré l'état parfait de leur santé, voyant au bout de quelques mois la source de leur lait tarir, sont obligées de sevrer prématurément ou de recourir à l'allaitement mixte. La cause de cette suppression du lait doit, à mon avis, être moins attribuée à leur santé différente de celle des femmes de la campagne, qu'à un repos trop complet du corps et à une alimentation par des conşommés, de la viande et du bon vin. Ces substances amènent d'autant plus sûrement la suppression du lait, que les éléments de sa composition s'y trouvent en bien moindre quantité que dans le pain, les légumes et les fruits.

Pour conserver au lait le même rapport en quantité et en qualité, il faut laisser autant que possible à la nourrice sa manière de vivre habituelle, tout en améliorant dans une mesure convenable, le régime trop restreint auquel l'assujétissait son état de fortune. On doit sans crainte, si elle le désire, lui permettre de manger du pain bis, des choux, des navets, de boire de la bière, du cidre, etc. Lorsque les nourrices manquent de lait, dit Smith, elles n'ont qu'à boire de l'eau, et leurs mamelles ne tarderont pas à se gonfler en même temps que leur lait se rafraîchira.

L'avantage que présente dans ce cas l'alimentation par les légumes, en dehors de leurs propriétés rafraîchissantes, est l'introduction dans l'économie des sels de chaux et des alcalis nécessaires, surtout les premiers, à la charpente osseuse de l'enfant. Une cause d'accidents pour les enfants au berceau peut résulter de l'abondance des fruits, non pas qu'ils en usent par eux-mêmes, mais les nourrices ou femmes du peuple qui en mangent avidement, ne réfléchissent pas que les propriétés laxatives des fruits peuvent être communiquées à leur lait, et devenir pour les enfants le commencement de diarrhées cholériformes.

Allaitement artificiel.

Il consiste à nourrir l'enfant avec le lait d'une espèce animale. Jupiter nourri par la chèvre Amalthée sur le mont Ida, Bacchus élevé de la même façon par les nymphes, et enfin Romulus et Rémus allaités par une louve, sont des exemples que chez les anciens, cet allaitement avait pour lui les traditions les plus sacrées. Montaigne voulant prouver que les chèvres sont capables d'attachement pour les enfants, raconte que dans son pays, «les chèvres « sont incontinent duictes à venir allaiter les pe- « tits enfants, recognaissent leur voix quand ils « crient et y accourent : si on leur en présente un « aultre que leur nourrisson elles le refusent; et « l'enfant en faict de mesme d'une aultre chèvre. « J'en sais un, dit-il, l'aultre jour à qui on osta la « sienne, parce que son père ne l'avait qu'em- « pruntée d'un sien voisin, il ne pût jamais s'a- « donner à l'aultre qu'on luy présenta et mourut « sans doute de faim. »

En Suisse, en Allemagne, on met en pratique l'allaitement direct par une femelle d'animal; mais la vache et l'ânesse ont des trayons trop volumineux, et la brebis et la chèvre ont un lait trop riche. Néanmoins on pourrait employer l'un de ces derniers animaux dans un cas particulier, tel que celui de gerçures du sein de la mère, ou lorsque l'enfant, atteint de maladie contagieuse, pourrait faire courir certain danger à la nourrice.

Le lait d'ânesse est celui qui se rapproche le plus par sa composition du lait de femme et par conséquent celui qui devrait être employé de préférence ; mais il n'en est pas ainsi dans la pratique où l'on fait usage presque toujours du lait de vache, quelquefois du lait de chèvre ; aussi est-il convenable, dans les premiers temps de la naissance de l'enfant, de couper le lait avec des décoctions d'orge, de gruau, ou tout simplement avec de l'eau, et de n'arriver à donner le lait pur que vers le sixième mois.

Bien qu'en France l'allaitement artificiel soit une exception, on voit en province et à la campagne surtout, de nombreux exemples d'enfants élevés au biberon, et qui paraissent n'avoir nullement souffert de ce mode d'alimentation ; mais dans ce cas il faut faire la part des conditions favorables de soins et d'aérations où ils se trouvaient, du lait excellent dont on faisait usage.

A Paris, au contraire, où manquent ces mêmes conditions, les résultats de l'allaitement artificiel sont désastreux, et tous les médecins n'hésitent pas à le proscrire d'une manière absolue. On pourrait même dire qu'à Paris, tout enfant des basses classes élevé au biberon, est un enfant mort. La diarrhée et les vomissements suivent promptement les indigestions causées par ce régime, l'enfant maigrit, son ventre augmente de volume, et il meurt épuisé, bienheureux quand les convulsions viennent plus tôt l'arracher à une vie de souffrance. Dans les hôpitaux d'enfants trouvés surtout, la proportion de ceux qui meurent pendant la première année par suite de ce régime est effrayante.

La revue que je viens de passer de ces diverses méthodes d'allaitement, a dû montrer que toutes mes sympathies étaient pour l'allaitement maternel. C'est lui que l'hygiène plus encore que la morale, recommande au choix de la mère. Malgré cela il peut arriver que celle-ci, par suite d'abcès du sein, de gerçures ou pour tout autre cause, ne disposant que d'une quantité de lait insuffisante, soit forcée d'avoir recours à l'allaitement mixte. S'il y a impossibilité ou contre indication à ce que la mère prenne soin de son enfant, il faut donner à celui-ci une nourrice, et n'adopter qu'à défaut de toute autre, l'allaitement pur et simple au biberon; car, dans les meilleures conditions, on joue trop gros jeu, et pour quelques enfants qui échappent, combien ne viennent pas dire qu'ils ont été victimes de l'imprudence des parents.

Parmi les enfants confiés à des mains étrangères, il en est qui, au bout d'un certain temps, dépérissent d'une manière effrayante, et c'est le sort de beaucoup de ceux qui sont placés par les soins des bureaux de nourrices. Ces enfants ont ordinairement un gros ventre, de la diarrhée et un estomac mal réglé. Ce n'est qu'à force de soins qu'on pourra les rétablir : pour cela il faudra éviter les soupes, les bouillies qui sont un peu indigestes de leur nature, et leur donner de bons bouillons au sagou et au tapioka ; en même temps on leur fera prendre fréquemment des bains aromatiques auxquels on joindra des frictions stimulantes, et un peu plus tard l'usage de l'huile de foie de morue et du sirop anti-scorbutique.

Maillot et Berçage.

La coutume du maillot est une de celles que les philosophes ont de tout temps combattues, et Locke cite l'exemple des Lacédémoniens, le plus illustre et le plus sage peuple de l'ancienne Grèce, qui n'emmaillottaient pas leurs enfants. « Les nourrices de « Lacédémone, dit Plutarque, élevaient les enfants « avec une adresse et une application toute parti-

« culière, sans les envelopper de langes; et, par ce
« moyen, ajoute-t-il, elles les rendaient plus dispos
« de leurs membres, mieux formés, et de plus
« belle et gentille corpulence. »

Par contre, au siècle dernier, on mettait l'enfant
positivement dans une boîte : il y avait des bande-
lettes spéciales pour la tête, puis un lange qui main-
tenait les jambes étendues, et, entre celles-ci, le
lange tordu était réappliqué. Dans certains pays, on
ficelait complétement l'enfant de manière à pouvoir
l'attacher à un mur. Ceci nous explique la juste colère de Rousseau, qui avait probablement vu quelques-uns de ces malheureux enfants, avec une figure
bleue, les yeux fixes et incapables de crier, comme
si à chaque instant ils allaient être asphyxiés.

Il a pu en être ainsi à une certaine époque, mais,
de nos jours, le maillot, tel qu'il est appliqué par
la plupart des nourrices, ne mérite pas tous ces reproches; d'autant plus que l'enfant, pendant les
premiers mois de la vie, est un être très-peu agissant, et qui dort presque constamment.

Les maillots diffèrent suivant chaque pays, le
maillot français n'est même pas mauvais, quoique
celui des Anglais vaille mieux. Pour emmaillotter
l'enfant, il faut arranger la couche pour qu'elle
enveloppe séparément chaque cuisse comme un
caleçon, de manière à ce que l'urine et les dé-
jections ne coulent pas. Vient ensuite le lange dont

on fait un fourreau pour l'enfant; ici une certaine habitude est nécessaire; on serre trop ou pas assez, il faut un juste milieu pour empêcher que cela ne tombe ; enfin on fixe le lange et la couche à la brassière. L'enfant ainsi disposé doit être couché dans son berceau, un peu sur le côté, pour que les mucosités coulent facilement de sa bouche. En Angleterre on se sert d'un sac de flanelle qui prend les enfants au cou, et les enveloppe jusqu'aux pieds , puis , pour prévenir la saleté , on fait un second sac avec une serviette qu'on noue au moyen de nœuds. Du reste, je croirais volontiers que la propreté des enfants est pour beaucoup un produit de l'éducation, et qu'il serait possible de l'obtenir plus tôt qu'on ne le fait. Je tiens de M. le professeur Pajot, qui a répété l'expérience, que les Anglaises apprennent aux enfants âgés de deux et trois mois, à aller sur un pot, et rendre les excréments à heure fixe; mais il faut pour cela de la patience, de la régularité.

J'arrive au berçage dont Platon, un de ses grands partisans, a dit qu'il faudrait que les enfants fussent toujours dans la maison comme dans un bateau sur la mer, le mouvement et les chants dont on accompagne le berçage, lui paraissant empruntés aux règles de la danse et de la musique.

Il existe plus d'une explication au berçage. On l'a comparé au roulis d'un navire, et par parenthèse, un roulis modéré n'est pas désagréable aux gens de mer, dont il facilite le sommeil. Suivant Desessart, il aurait au contraire une fâcheuse influence sur le cerveau, en amenant un sommeil comparable à cet état d'engourdissement et de coma, dans lequel on plonge une poule ou un faisan, en lui plaçant la tête sous l'aile, et en l'agitant à tour de bras. Il en est qui vont jusqu'à lui reprocher quoique rien ne justifie leurs récriminations, d'avoir pour conséquence l'idiotie et l'imbécillité.

N'y aurait-il dans le berçage, à part la mauvaise habitude, qu'une perte de temps pour la nourrice, qu'il faudrait encore s'en dispenser. Je connais des enfants arrivés à l'âge de deux ans sans avoir été bercés, et qui alors pleuraient toutes les fois qu'on voulait les endormir de cette façon.

Le berçage qui, s'il faut en croire certains auteurs, n'existerait plus dans les hautes classes de la société parisienne, finira, la mode aidant, par disparaître des campagnes, où il avait l'inconvénient de soustraire tant de personnes au travail. Adieu donc ballades, adieu chansons, vous ne redirez plus à l'enfant bercé au son de votre douce et lente mélodie, les amours de nos bergers et les exploits des héros du vieux temps.

Il est encore bon d'habituer l'enfant, à attendre sans lumière, le sommeil dans son berceau, et à dormir au milieu du bruit, sans être réveillé par les allées et venues, ou les discours de ceux qui sont dans sa chambre. Souvent il arrive qu'un enfant qui dormait toute la nuit, devient grognon sans cause appréciable, et prend l'habitude de se réveiller. Malheur aux parents s'ils obéissent au premier mouvement, et s'empressent autour de l'enfant, celui-ci leur jouera le même tour la nuit suivante. Je conçois l'empressement de la mère à courir au berceau de son enfant; mais une fois qu'elle se sera aperçue qu'il n'est pas visiblement malade, et qu'en lui faisant prendre une boisson calmante, ou même du lait sucré, l'enfant se rendort, ce sera à elle de ne plus être dupe de sa tendresse, et de l'empêcher de prendre cette mauvaise habitude, quitte à le laisser pleurer une ou plusieurs nuits entières.

Bains et soins de propreté. Premières sorties de l'enfant. Baptême.

La première direction à imprimer à l'enfant, comprend une foule de soins, dont le détail ferait sourire les esprits soi-disant sérieux de nos jours, mais que beaucoup d'hommes supérieurs de l'antiquité et même des temps modernes, jugeaient dignes de leur attention. Caton le Censeur assistait chaque matin aux soins qu'on donnait à son jeune enfant, observait comment on s'y prenait pour son éducation physique, le regardait laver, vêtir, etc. Auguste, maître du monde qu'il avait conquis, et qu'il régissait lui-même, s'était fait le précepteur de ses petits-enfants, il les avait sans cesse autour de lui, et leur montrait à nager. Enfin Henri IV, malgré le poids des affaires publiques, ne manquait pas un seul jour de se faire rendre compte minutieusement et par écrit, de tout ce qu'avait fait le dauphin qui venait de naître : faisant constater heure par heure, par un habile médecin, comment l'enfant mangeait, dormait, digérait, etc.

Les bains ne doivent être ni trop longs, ni trop fréquents, un bain tiède par semaine, d'une durée de dix à quinze minutes, est parfaitement suffisant. Il est bon au contraire de multiplier les ablutions, et d'en pratiquer deux chaque jour, matin et soir. Elles doivent être générales, rapides, et ne pas se prolonger au-delà de une à deux minutes. Pendant les quinze premiers jours de la vie, il est prudent d'employer de l'eau tiède ; mais je pense avec J. J. Rousseau, Hufeland, Fourcroy, Tissot, etc., que passé cette époque, l'eau froide à la température de la chambre, est bien préférable, à la condition de n'en pas discontinuer l'emploi.

Pour ceux qui voient dans la mythologie grecque, non pas tant un assemblage de faits romantiques, qu'un tableau allégorique des mœurs de l'époque, la fable de Thétis plongeant Achille dans les eaux du Styx, pour le rendre invulnérable, ne répond-elle pas à l'idée qu'on peut se faire des avantages de l'eau froide, appliquée à l'hygiène des enfants. Son action éminemment tonique, stimulante, maintient en santé les enfants robustes, opère une heureuse transformation sur les enfants débiles, lymphathiques, cacochymes, qu'elle rend moins impressionnables au froid et à l'air extérieur.

Pendant les premiers temps de la vie, la circulation du sang ne s'opère qu'imparfaitement chez l'enfant, il ne réagit pas contre le froid par l'exercice musculaire, aussi ne doit-on pas être étonné qu'il soit très-sensible à un abaissement de température. Une chaleur modérée lui est nécessaire surtout pendant le sommeil. Il ne s'agit pas de le mettre dans un air confiné, mais de le bien couvrir, et de le placer à proximité d'objets, capables de lui envoyer de la chaleur. Les recherches statistiques ont prouvé qu'en France, il meurt proportionnellement plus d'enfants que d'adultes, 1° dans les mois les plus froids de l'année, 2° dans les provinces les plus septentrionales. Ainsi les mois de janvier, février, décembre, sont les plus fatals aux enfants ; viennent ensuite les plus fortes chaleurs, et les mois les plus favorables sont ceux de chaleur modérée.

En ce qui concerne les enfants confiés à des nourrices, dont l'habitation à la campagne est souvent froide et humide, on ne doit pas se contenter de la cheminée de la maison, mais insister pour qu'un poële soit posé dans la pièce où l'enfant doit habiter. Je connais même un médecin instruit par une longue expérience, qui prescrit toujours aux parents de faire cadeau d'un poële en fonte à la nourrice. Il prétend avoir sauvé de cette façon un grand nombre d'enfants. Ces précautions sont justifiées par la facilité avec laquelle l'enfant peut contracter un coryza, qui à cet âge, est mortel. Le malheureux meurt d'inanition, puisqu'il ne peut téter, et respirer en même temps.

Quand l'enfant est en état d'exécuter des mouvements, il faut le laisser essayer ses forces en se roulant sur un tapis, jusqu'à ce qu'il arrive à se tenir debout en se levant contre des chaises ou des meubles. Cela vaudra toujours mieux que l'emploi des lisières et des charriots, qui ont l'inconvénient de comprimer la poitrine, et de donner au corps des positions vicieuses, d'où peuvent résulter la déviation des jambes ou l'incurbation de la colonne vertébrale. L'enfant qui a appris spontanément à marcher, étudie mieux ses pas, les terrains, il sait tomber avec souplesse sur les mains ou sur les fesses, tandis que l'enfant dressé à la locomotion, se laisse choir lourdement comme une masse inerte.

En hiver on ne doit pas faire sortir les enfants avant le quinzième jour; durant les grandes chaleurs de l'été on peut être un peu moins sévère, en supposant que les enfants soient forts et bien portants; mais après leur première sortie, ils doivent tous les jours faire une promenade de plusieurs heures. A trois mois, ils doivent rester en été une grande partie de la journée, exposés en plein air; en hiver, en automne et au printemps, pendant plusieurs heures. J'ai vu des enfants âgés de quelques mois seulement, promenés sur les bras de leur bonne, tous les jours de l'hiver sans exception et par tous les temps. Une pareille habitude, quand elle est jointe à celle des ablutions froides, est la meilleure manière de disposer l'enfant à la cérémonie du baptême. Je ne m'occuperais pas d'une question qui touche de si près les dogmes de la religion catholique, si des ecclésiastiques n'avaient déjà jugé convenable de la traiter au point de vue hygiénique. Le baptême doit son origine aux ablutions aussi fréquentes qu'utiles dans un pays chaud, et à l'usage de l'eau lustrale, ordonnés par les lois de Moïse; mais ce ne fut qu'à la naissance du christianisme, qu'il revêtit ce caractère de mysticisme qui en fit une cérémonie importante. A cette époque, des populations entières accouraient de toutes parts à la voix de l'apôtre, pour se faire baptiser; seulement on conçoit que faite au milieu des ondes du Jourdain et sous le ciel brûlant de la Judée, la cérémonie ne pouvait avoir que des avantages. Il n'en est plus de même sous notre climat, quand, par suite de l'incurie des parents et des exigences sociales, la cérémonie se fait à une époque de l'année, où la température de l'eau et celle de l'air, peuvent avoir des inconvénients pour un enfant à peine âgé de quelques mois.

A tort ou à raison, on a accusé le baptême de déterminer quelquefois des coryzas et des maladies d'yeux assez graves. Je n'essayerai pas de fixer le point en litige ; d'autant plus qu'à mon avis, par un système sagement conduit d'ablutions froides et de promenades en plein air, on peut enforcir l'enfant, au point qu'il supporte très-bien la cérémonie du baptême, dût-elle se faire suivant la mode antique, et à l'époque de l'année la plus froide. Cette habitude existe en Russie, où l'on baptise les enfants, en les plongeant, le jour des Rois, dans l'eau glacée des fleuves.

Dentition.

Cause ordinaire d'alarmes pour les jeunes mères, la dentition laisse chez elles un souvenir ineffaçable, et leur fait sentir avec plus de force, tout le prix qu'elles attachent à l'existence de ce petit être, qui commence la série de ses transformations. L'évolution dentaire est en effet, le premier anneau brisé de la chaîne qui unissait l'enfant à sa mère, et son premier acte d'émancipation ; en attendant que le développement de tous les organes de la vie de relation, en fasse un être indépendant.

Tout le monde sait que la dentition des enfants comprend deux ordres de phénomènes, l'un formant la première dentition ou l'évolution des dents de lait, le second la dentition définitive. Les premières dents, au nombre de dix pour chaque mâchoire, ne commencent à se montrer d'ordinaire qu'à six mois, et cela même chez les enfants bien nourris. Quelques enfants font cependant exception à la règle, et ont des dents beaucoup plus tôt, témoin Louis XIV qui naquit avec deux incisives, et Mirabeau avec deux grosses molaires.

Il y a également dix dents définitives qui se substituent aux dents de lait. Les dents de la seconde dentition apparaissent toujours avant que les premières ne soient toutes tombées, tant la nature montre de prévoyance, dans la crainte que les jeunes enfants ne se trouvent un seul instant, privés d'organes qui sont devenus indispensables à leur existence. C'est vers huit ou neuf ans que commence à se faire cette révolution. Enfin vers quinze ans l'arrivée des grosses molaires antérieures, et vers vingt-cinq celle des dents de sagesse, en ajoutant six dents à chaque mâchoire, ferment la série des phénomènes dentaires.

Par la sortie des dents, la face reçoit plus de

hauteur et de largeur ; lors de la seconde dentition cela devient plus prononcé, les angles de la mâchoire sont nettement accusés, et la figure prend une forme et des dimensions qu'elle ne dépassera plus.

M. Trousseau fait observer que les dents sortent par groupes, et qu'entre chaque phase de l'évolution dentaire, il y a un temps d'arrêt plus ou moins long. Ainsi les incisives médianes inférieures sortent les premières, puis les incisives supérieures, les premières molaires, les canines et enfin les dernières molaires. Néanmoins il a raison de dire que cette règle souffre de nombreuses exceptions. La santé, l'hygiène, la nourriture de l'enfant, peuvent amener des variations nombreuses dans l'époque de l'apparition des dents, mais l'ordre de cette apparition est toujours le même. Il peut se faire des déplacements de dents, mais dans un ordre très-restreint, jamais une incisive ne remplacera une molaire.

Les fièvres éruptives, la fièvre typhoïde, apportent quelquefois des changements dans la direction des dents de la seconde dentition. En dehors de cette cause spéciale, il serait intéressant de savoir si la déviation des dents, correspond au rachitisme ou maladie des os qui les supportent, et dépend d'un vice dans la santé générale. Bien que la statistique médicale n'ait point encore étudié les phénomènes de la dentition, dans les différentes classes de la société, je puis donner pour certain que dans les écoles de village, où j'ai examiné la dentition des enfants, rarement j'ai trouvé des dents gâtées ou mal rangées, tandis qu'à la ville on en voit à chaque instant des exemples.

Une recommandation dont les parents doivent encore tenir compte, est de ne pas arracher les dents gâtées de la première dentition ; attendu que cela peut changer la direction de l'os maxillaire, qui supporte les dents de la seconde dentition, et amener leur déviation.

Longtemps on a attribué à l'évolution de l'appareil dentaire, la plupart des maladies du jeune âge ; mais il y a là tout simplement coïncidence, et le nombre des maladies qui se développent sous l'influence directe de la dentition, est assez restreint. Guersant a dit avec raison, la dentition n'est pas plus une maladie que la puberté ; néanmoins cette époque est souvent critique pour l'enfant, comme dans un âge plus avancé, celle de la menstruation. Pendant cette période, le travail physiologique qui s'opère chez l'enfant, amène un état notable de susceptibilité maladive. Quand en même temps se joint à cela l'influence du sevrage, on conçoit qu'il en résulte pour l'enfant, un état de souffrance qui dégénère facilement en maladie. L'affection appelée chez les jeunes chiens la maladie, affection qui les attriste, leur donne des convulsions, et les fait mourir en grand nombre, est causée par une lésion des os de la mâchoire, analogue au mal de dents des enfants. Le traitement, qui est bien simple, consiste à bien soigner le régime alimentaire des uns et des autres.

Comme moyen de faciliter la dentition, on a conseillé d'entretenir la liberté du ventre, de donner aux enfants des bains tièdes, ou mieux de pratiquer des lotions et des ablutions froides. Le percement de la gencive indiqué comme moyen de faciliter la sortie de la dent, n'est pas une ressource immanquable. Aussi je me borne à indiquer comme les meilleures conditions, pour que la dentition se fasse régulièrement, la bonne constitution des parents, la santé florissante de la mère, sa tranquillité d'esprit, un allaitement convenable et des soins intelligents donnés à l'enfant.

Sevrage.

L'époque en est variable et doit naturellement concorder avec le développement des dents : il n'y a en effet aucun inconvénient à allaiter longtemps les enfants, tandis qu'il peut en résulter beaucoup d'un sevrage prématuré. Le mieux est de choisir pour cette opération, le temps d'arrêt que j'ai signalé plus haut, entre chaque phase de l'évolution dentaire. Si la prudence ne guide pas la mère dans le choix de la nouvelle nourriture, si elle ne saisit pas le moment le plus opportun pour faire ce changement d'alimentation, une profonde perturbation dans la santé de l'enfant, peut être la conséquence de son défaut d'expérience.

Le sevrage opéré, il faut faire entrer l'enfant dans la vie commune, et l'habituer peu à peu à manger de tout, en ayant soin d'observer une sage gradation dans le choix et dans la quantité des aliments. Plus l'enfant sera jeune, et plus sa nourriture devra être empruntée aux féculents, et aux aliments qui nourrissent le plus, sous un moindre volume. Seulement on doit exclure de ce régime, les substances excitantes ou de difficile digestion, telles que les ragoûts épicés, les viandes faisandées, la charcuterie, la pâtisserie, les vins riches en alcool, etc. Quant à certaines substances, telles que les semoules de gluten, le chocolat au phosphate de chaux, etc.; laissons tous ces ingrédients d'une valeur contestable, aux enfants rachitiques, pour lesquels l'air et l'exercice ne sont pas des excitants suffisants.

De certaines affections particulières à l'enfant au berceau.

La diarrhée est un des accidents qui accompagnent le plus fréquemment la dentition. A cet âge la membrane interne de l'intestin ou muqueuse intestinale, est d'une sensibilité telle que le moindre froid, le moindre écart de régime, se reflète immédiatement sur elle, et se traduit par la diarrhée. Les selles qui étaient bien liées et d'un jaune doré, deviennent plus liquides, puis vertes ou blanchâtres, suivant les divers degrés de la maladie.

Presque toujours la diarrhée est le résultat d'une inflammation de plus ou moins longue durée. Il existe même à ce sujet, dans le public, un préjugé contre lequel on ne saurait trop mettre en garde les parents. Frappés de la difficulté qu'éprouvent parfois les enfants pour aller à la garde-robe, ils regardent l'échauffement comme étant caractérisé par la constipation, dont ils se méfient beaucoup, tandis qu'ils attachent peu d'importance à la diarrhée. Les choses se passent tout autrement, et la constipation dans les maladies du ventre particulière aux enfants de cet âge, n'est qu'un premier degré de l'inflammation, la phase très-transitoire qui y amène souvent en peu de temps.

On entend encore répéter dans le vulgaire, parce que certains médecins du temps passé, ont eu l'imprudence de le dire, que la dentition entraîne souvent avec elle une diarrhée salutaire, heureuse dérivation du mal, qu'il faut bien se garder de déranger ou de chercher à guérir. Outre que cette opinion est très-contestable, on doit surtout regretter qu'elle soit admise par le public, qui, à l'abri d'un raison-

nement si commode, laisse imprudemment la diarrhée s'établir pendant des mois entiers, et réduire à
rien les forces des jeunes malades. En réalité, il
faut d'autant plus se méfier de la diarrhée, que les
enfants sont plus jeunes, qu'elle survient dans la
saison des grandes chaleurs, et que la maladie
existe sous forme épidémique. Le moyen de prévenir cette diarrhée, consiste dans l'emploi fréquent
des bains, des lavements, et dans le soin qu'aura
la mère ou la nourrice, d'éviter pour elle-même,
l'état de constipation, qui n'est que trop ordinaire
chez elle.

Parmi les affections de la première enfance, aucune ne cause autant d'épouvante aux mères que
les convulsions. Leur arrivée subite et la gravité
des accidents qu'elles amènent, s'expliquent par le
développement beaucoup plus considérable du système nerveux chez les enfans, que du reste du corps.
Elles se produisent sous l'influence de causes bien
diverses, telles qu'un accès de colère de la mère
ou de la nourrice, la faiblesse, le rachitisme, la
dentition; mais la cause la plus fréquente est le
mauvais état de l'estomac et de l'intestin. Il semble
étonnant qu'une simple indisposition accidentelle-
ment survenue chez la mère, et dont l'enfant n'a
que le retentissement lointain, puisse occasionner
de tels désordres : cela tient, comme l'ont expliqué
MM. Rilliet et Barthès, à ce que toutes les fonctions

de l'économie chez les enfants, sont dans une grande dépendance réciproque, que l'on exprime très-bien, en disant que l'unité vitale est mieux caractérisée dans l'enfance, que dans l'âge adulte et surtout que dans la vieillesse. On voit par là combien il est utile que la mère ou la nourrice, soigne son genre de vie particulier, en même temps que toutes les parties du régime de l'enfant.

En tout cas, aussitôt le premier accès reconnu, on doit s'empresser d'appeler un médecin, car les moments sont précieux, et il faut qu'une médication énergique prévienne l'arrivée du second accès.

Les gourmes sont des éruptions quelquefois salutaires, dont l'apparition tient à l'extrême irritabilité de la peau. Quand je dis salutaires, c'est que dans certains cas, la santé se raffermit après l'établissement des gourmes. Il convient donc de les respecter, sauf à en essayer prudemment la guérison, après un laps de temps nécessaire à la consolidation organique de l'enfant. Malheureusement le public ne fait pas la part de ce qu'il y a d'exceptionnel dans cette mesure, et suivant un préjugé populaire assez répandu, les gourmes ont une action dépuratoire qu'il importe de ne pas contrarier. Non-seulement on ne s'oppose point à l'extension de la maladie, mais encore on s'abstient des soins de propreté, qu'exige impérieusement, l'abondante sécrétion séreuse ou séro-purulente, qui accompagne ces éruptions. Des parents peu éclairés il est vrai, poussent même l'aveuglement jusqu'à respecter les poux, qui se développent sur la tête en quantité innombrable. Indépendamment de l'épuisement général dans lequel cette pratique jette fréquemment les enfants, elle devient parfois la cause d'accidents graves du côté des yeux, des oreilles, et produit l'engorgement des glandes du cou.

Le traitement des gourmes consiste à y faire de fréquentes lotions d'eau chaude, et des applications de quelques plantes douces et mucilagineuses, comme des feuilles de mauve ou de guimauve, à y mettre de la crême, du beurre frais, du lait, etc. Ces topiques doux et émollients, augmentant la souplesse de la peau, favoriseront la transpiration, et amèneront la chute des galles.

Beaucoup de mères sont surprises de voir leurs enfants affligés en naissant, de ce qu'on appelle grains de beauté, envies, fraises, framboises, taches de vin, et dont le nom scientifique est tumeurs érectiles. Celui qui connaît l'amour du public pour le merveilleux, ne doit pas être étonné que l'imagination des mères, frappée de l'étrangeté de ce phénomène, ait attribué ces productions anomales à un fruit ou autre objet désiré ardemment, à un animal objet de répulsion ou à un songe.

Ces taches ou tumeurs appelées érectiles, en raison de la sensation de chaleur et d'élasticité qu'elles donnent à la pression, sont formées d'une sorte de tissu élastique, au milieu duquel s'organise une grande quantité de vaisseaux variqueux. Elles débutent peu après la naissance, par un point à peine perceptible, qui devient rouge ou bien violet, et qu'on distingue plus facilement quand l'enfant crie. Quelquefois ces tumeurs se pédiculent et prennent la forme de fruits, aussi le vulgaire ne manque-t-il pas de soutenir qu'elles croissent à la maturité de ceux-ci.

Ces tumeurs n'ont guère de gravité, que quand elles sont situées sur un point de la peau, où en se développant, elles peuvent atteindre des organes importants. Bon nombre même restent à l'état de simple point ou bouton, d'une couleur brune; et on étonnerait bien des mères, en leur apprenant que ces boutons sont constitués par un dépôt de la matière noire, qui donne aux nègres leur couleur. Quand au contraire on voit un bouton s'accroître rapidement, présenter par moments plus de rougeur et de chaleur, il est bon de le soumettre à l'examen d'un homme de l'art, attendu qu'on a obtenu quelquefois des guérisons en prenant le mal au début.

La guérison de ces tumeurs étant du ressort de la chirurgie, je me bornerai à citer, à cause de leur simplicité, deux modes de traitement qu'on pourra essayer à l'occasion.

Quand le volume de ces tumeurs ne dépasse pas celui d'un petit bouton, on a observé que l'inoculation du virus vaccinal, suffit, par suite du travail de suppuration qu'elle amène, pour changer la texture du bouton, ou du moins pour diminuer son volume.

Enfin, le grand chirurgien Boyer, dans un cas où la tumeur était placée à la lèvre, conseilla à la mère de pratiquer la compression. La bonne mère comprima six mois durant, avec son doigt, la lèvre de l'enfant qui guérit; mais quelle patience n'avait-il pas fallu pour arriver à ce résultat.

Crêches, Concours d'enfants.

Bon nombre de personnes peuvent se rappeler l'enthousiasme qui, à une époque encore peu éloignée, accueillit la formation de ces établissements hospitaliers. C'était une idée que revendiquaient également et la philantropie et l'économie sociale; mais l'expérience est venu prononcer, et il faut bien l'avouer, son jugement n'a pas été favorable à la nouvelle institution. Outre l'éloignement des établissements pour beaucoup de mères, et l'insuffisance des soins nécessaires à tant d'enfants, les crêches présentent tous les inconvénients qui suivent les agglomérations d'enfants. Des maladies épidémiques, plus redoutables à cet âge qu'à tout autre, telles par exemple que la rougeole, le croup, l'opthalmie, y sévissent d'une manière meurtrière. Aussi les médecins sont unanimes pour réclamer la suppression des crèches, et l'administration parisienne de l'assistance publique, semble elle-même partager leur avis, en refusant à plusieurs reprises, de reconnaître les crèches pour établissement d'utilité publique. Le mieux est d'en revenir à un moyen employé antérieurement aux crèches, celui de petites garderies existant dans chaque rue, et dans lesquelles on confie un certain nombre d'enfants, à des femmes connues pour être soigneuses et d'un bon caractère.

Par contre, il existe aux États-Unis une institution florissante, qui se propose d'encourager la bonne éducation du premier âge, et que je regrette de ne pas voir introduite en France. Elle consiste en des concours régionaux et annuels, où l'on décerne des prix aux mères ou nourrices des plus beaux enfants encore à la mamelle. Ces concours, pour lesquels il y a une grande émulation dans toutes les classes de la société, forment le spectacle le plus agréable, qui puisse réjouir le cœur d'un homme de bien et d'un philantrope.

Vers l'âge de deux ans et demi environ, le sevrage est opéré, et les organes de l'enfant suffisamment développés, lui permettent de se passer de sa mère, et de vivre indifféremment avec l'un ou avec l'autre, sans qu'il ait à souffrir du changement. Pour lui la vie se passe à jouer et à manger : il ne voit et ne désire pas autre chose. A ce moment commencent à se montrer, ces premières lueurs de l'intelligence, appelées par Laromiguières attention. Il nous étonne par ses réparties, par la perspicacité mêlée un peu d'instinct, comme celle des animaux, qui préside à tous ses actes. La facilité d'impressions qui l'emporte sans cesse d'objets en objets, ses idées vives, mais sans suite, sont l'image fidèle de la manière dont la nature ébauche en lui la vie. Cette période qui était la *pueritia* des Latins, dure jusqu'à sept ou huit ans.

LIVRE II.

PREMIÈRE ENFANCE.

Shakspeare a dit : La Pitié sous
forme d'un petit enfant.

Il n'est personne qui, à cette époque de la vie de l'enfant, n'ait été frappé de la grâce de chacun de ses mouvements. Sujet favori des peintres et des sculpteurs, il leur fournit une source d'inspirations inépuisable.

Les peintres de l'Ecole italienne en particulier, avaient voué à l'enfance un véritable culte. Dans tous leurs tableaux, le bambino, comme disent les Italiens, frappe les yeux par sa grâce et sa vivacité. Raphaël semble avoir érigé cela en loi pour lui et ses élèves. Le Corrège peignait toujours (et insatiablement) des enfants très-jeunes, au moment où la vie lactée, la vie physique et fatale, étant dépassée, laissait apparaître le premier rayon de leur petite liberté; celle-ci se révèle alors dans leurs jolis mouvements, avec un indicible charme. Enfin l'Albane ne nous plaît tant, que par ce qu'il a donné à ses personnages, une tournure et une grâce enfantines.

Le même attrait se rencontre chez tous les jeunes animaux, quelle que soit la différence de mœurs et d'habitudes, qu'il s'agisse de l'oiseau ou du jeune chat, de l'agneau ou du lionceau. Il y a vraisemblablement là, une de ces lois qui sont inhérentes à l'harmonie de la nature; et tout ce qui se présente à nous avec le parfum de la jeunesse, éveille en même temps que l'idée d'amour, celle de protection. Dans l'antiquité les enfants servaient de hérauts, parce que leur caractère sacré était souvent respecté. Le fils de Furius, au temps des Gracques, ayant été tué par Opimius, celui-ci fut depuis un objet d'exécration pour les Romains. C'est même un assez curieux contraste, que cet empire exercé par la faiblesse sur la force, cette domination à laquelle ne peuvent échapper ni les plus grands hommes, ni les caractères les mieux trempés; et qui semble n'avoir été créé, que pour humilier dans maintes circonstances, notre orgueil et notre raison.

Thémistocle fugitif, et voulant implorer la protection d'Admète, roi des Molosses, qu'il avait offensé auparavant, prend dans ses bras le fils du roi encore enfant, et se jette à genoux devant son foyer. C'était la manière de supplier que les Molosses regardaient comme la plus sacrée, et la seule qu'il ne fût pas permis de rejeter.

Henri IV est surpris promenant ses enfants, à cheval sur son dos, dans une salle du Louvre.

Ce charme, en agissant sur elle plus que sur tout autre, donne à la femme la patience de continuer au milieu de mille détails rebutants, une éducation, qui doit apprendre par une habitude, à l'enfant, les éléments de la vie et de la parole. Ainsi la fable nous montre le jeune Bacchus folâtrant au milieu des nymphes, sur les montagnes ombragées d'épaisses forêts.

Dans l'ancienne Grèce, en Perse, la femme restait chargée de l'éducation de l'enfant, jusqu'à l'entrée de celui-ci dans la classe d'écriture. Il en était de même au rapport de M. Fauche, dans l'Inde, où la femme n'étant pas humiliée comme en Grèce et en Italie, gardait sur l'éducation de l'enfant, une influence, qui de nos jours, existe encore, et nous est attestée par l'histoire d'Holcar, un des héros de l'Inde moderne. A Sparte, sept ans était l'âge fixé par les lois de Lycurgue, pour l'entrée de l'enfant dans la vie commune. A partir de ce moment il devenait la chose de l'Etat.

Enfin, nous voyons en France une tradition constamment suivie, accorder aux femmes l'éducation des enfants de la famille régnante, jusqu'à l'âge de sept ans, époque où ils sont remis entre les mains du gouverneur.

Nourriture, Boissons.

L'enfant est entré dans la vie commune, la question de la nourriture est donc tranchée. La sienne pourra varier suivant la quantité et l'apprêt des aliments, suivant la division des repas, mais elle devra toujours se rapprocher de celle des parents.

L'alimentation en général est subordonnée à la chaleur du pays qu'on habite, et à l'exercice auquel on se livre ; une distance d'un degré, c'est-à-dire vingt-cinq lieues, ou le passage du versant d'une montagne à l'autre, pouvant justifier des habitudes complétement différentes. Chez l'enfant qui habite la Flandre ou les bords de l'Océan battus par les vents, les fonctions de l'estomac sont autrement stimulées, que chez celui dont la demeure est en Algérie, ou sous le beau ciel de la Provence. Au premier, le besoin de résister au froid rendra nécessaire l'usage de la viande et des corps gras, tandis que le second s'accommodera d'une poignée d'olives, jointe à un concombre coupé par tranches, et arrosé d'huile et de vinaigre. Enfin on devra apporter des différences dans l'alimentation, suivant que l'enfant habitera la ville ou la campagne, et en raison de son genre de vie actif ou sédentaire.

A la campagne l'enfant soumis au grand air, a moins besoin d'aliments choisis et fortifiants. Tout lui est bon. Les fruits et les légumes suffisent presqu'à sa nourriture et à l'accroissement de son corps; aussi on pourrait comparer les enfants vigoureux des campagnes, à ces magnifiques aloës et cactus, que l'on voit dans les pays chauds étendre au loin leurs branches gigantesques. Ils ont poussé dans le sable ou dans le creux d'un rocher, ce n'est donc pas au sol, mais à l'air, qu'ils ont emprunté tous les éléments de cette végétation luxuriante.

Quand il est joint au grand air, l'exercice donne à l'estomac une stimulation singulière. Voilà le secret de ces transformations, que les bains de mer, pris sur les bords de l'Océan, opèrent sur des enfants ou des jeunes filles de la ville. Cette aération si vive et si bienfaisante, cette stimulation que le vent et la vague, communiquent à la peau, réagissent sur l'économie entière.

Toutes les fois qu'à la campagne, un enfant se porte bien, et que son développement s'opère régulièrement, il est inutile d'insister pour lui faire manger de la viande; attendu qu'un régime un peu végétal, a l'avantage de maintenir le corps en bon état par son action rafraîchissante. Ce régime devra être conservé tant que des études particulières, n'obligeront pas à donner à l'enfant, une nourriture d'une digestion plus facile.

A la ville les conditions sont tout autres, on ne peut plus compter sur le grand air, le soleil et l'exercice, pour faciliter la nutrition, et il faut adopter un régime plus nourrissant dans lequel la viande joue le principal rôle. Tel devrait être celui de ces jeunes enfants employés dans les fabriques, privés, pendant la plus grande partie du jour, d'air, de lumière, et obligés de plus à faire emploi de leurs forces. Malheureusement s'il est possible d'indiquer l'alimentation qui leur conviendrait, il y a loin de là à la mise en pratique. Par contre, je trouve excessif le régime adopté à la ville pour beaucoup d'enfants des classes aisées. Ce ne sont que sirops fortifiants, consommés, viandes rôties, vins généreux, et on s'étonne qu'avec ce luxe de soins, ils restent pâles, chétifs, affectés d'indispositions continuelles. Il y a lieu, à mon avis, de s'étonner d'une chose, c'est qu'ils ne soient pas plus souvent malades. Chez ces enfants qui ne prennent aucun exercice, l'excès de nourriture devient une cause de maladie, en rompant l'équilibre qui doit exister entre les différents systèmes de l'économie.

Du reste les médecins ne contribuent pas peu à maintenir les parents dans cette fausse voie : bon nombre après avoir ordonné un régime de beefsteak, vin de Bordeaux et préparations ferrugineuses, bornent à cela leurs conseils, et laissent les parents s'endormir dans la persuasion que la nature se chargera du reste. Quand on pose si mal les prémisses, doit-on s'étonner que les conclusions soient mauvaises. Ce n'est ni la quantité ni le choix des aliments, qui font défaut aux enfants de la ville, c'est la faculté de se les assimiler. Au lieu de fonder pour eux des espérances de santé, sur une nourriture choisie, mettez-les sur la vie au grand air, l'exercice, sur une nourriture régulière et saine. Loin de moi la pensée qu'un enfant faible et chétif, doive par là même, être maintenu toute la journée dehors ; mais il faut lui donner une part plus considérable, de cet air et de ce soleil, qui sont les topiques bienfaisants par excellence et les meilleures excitants de l'estomac.

De bonne heure, il convient d'habituer les enfants à bien mâcher et longtemps, la trituration des substances étant d'autant plus nécessaire, que le régime végétal prédomine davantage dans l'alimentation. L'estomac sera moins fatigué, parce que les aliments auront eu le temps de s'imbiber de la salive, qui par sa composition chimique, joue un rôle important, dans la digestion des féculents tels que le pain, dont elle prépare le passage à l'état de sucre et la dissolution. L'habitude une fois prise de manger posément, l'enfant la gardera. Bien mâcher et bien marcher, suivant un vieux proverbe, c'est le moyen de devenir vieux. Du reste par un heureux privilége, l'estomac de l'enfant plus complaisant que celui de l'adulte, digère à peu près tout indifféremment ; sans compter qu'il a la ressource d'un vomissement facile, pour éviter ces maux d'estomac, qui font le tourment de la vieillesse.

Il est bon d'observer la quantité d'aliments réellement nécessaire à l'enfant, car la gourmandise, l'ennui qu'il espère tromper en mangeant, et enfin le caprice, tiennent souvent lieu chez lui du besoin de manger. Un enfant qui avec une santé florissante d'ailleurs, accuse du mal d'estomac, du mal de tête, de la congestion vers les yeux, la face, et de la constipation, est soumis probablement à une alimentation trop abondante ou trop riche, et qu'il convient de modifier.

Le nombre des repas doit nécessairement varier avec la nature des aliments ingérés, et les pertes que subit l'enfant par l'exercice. Chez les tout jeunes enfants, qui à peine les yeux ouverts, demandent à manger, il n'est guère possible de limiter le nombre des repas ; car chez eux, la digestion des aliments se fait avec rapidité, et, comme l'esprit préoccupé de jeux, ils négligent quelquefois de manger autant qu'ils le devraient, on conçoit qu'ils pourraient souffrir de repas trop éloignés. Vers quatre ou cinq ans, le moment est arrivé de faire

prendre aux enfants les habitudes de la vie de famille, ou bien de régler leur nourriture de la manière suivante.

Le matin une tasse de lait mêlé de café ou de
chocolat, cette dernière substance moins excitante
que la première et plus fortifiante, mérite d'être
préférée.

Vers le milieu du jour, viendrait un second déjeu-
ner plus substantiel, dont les fruits, les légumes, les
œufs, les conserves feraient la composition ; car je
suis d'avis que si l'on donne de la viande aux enfants deux fois par jour, ce doit être en petite
quantité, le régime animal devant être à cet égard,
plutôt celui de la convalescence, que de l'état habituel de santé. Enfin vers la fin du jour viendrait
l'heure du dîner, le repas, le plus substantiel, et
celui où l'on devrait, à moins de contre indications
particulières, forcer les enfants à manger sans tenir
compte de leurs caprices.

Le souper, ce repas aimé de nos pères, qui avait
l'avantage de venir à la fin de la journée, quand la
cessation des travaux laissait toute liberté à l'estomac et à l'esprit, tend à disparaître de nos mœurs ;
excellente raison pour ne pas le faire entrer dans
l'habitude de l'enfant, au sommeil duquel il a le
tort d'apporter une cause d'agitation.

On doit remarquer que je passe sous silence le
goûter, qui à mes yeux, est plutôt une satisfaction

accordée à la gourmandise de l'enfant, qu'au besoin de son estomac, et qui ne devrait être conservé que dans des cas exceptionnels ou pour de très-jeunes enfants.

Dans les lycées ou colléges, on fait, il est vrai, quatre repas par jour; mais l'un d'eux ne consistant guère que dans un morceau de pain, peut être considéré comme un léger goûter : ensuite, la nourriture des lycées n'est pas tellement substantielle ni attrayante, qu'elle puisse valoir les trois repas de la vie ordinaire de famille.

L'idée qu'un enfant doit manger quand il croit avoir faim, a réellement quelque chose de séduisant, et il faut, pour que je la combatte, tous les inconvénients attachés à l'irrégularité des repas. Sous prétexte de satisfaire leur appétit, nombre d'enfants, tyrans de leur famille en raison d'une santé délicate, mangent constamment et, on pourrait dire, à tout autre moment qu'à table. Abusant de la peur qu'on a de les contrarier, ils se font donner tout ce qui flatte leur goût, comme des friandises, des bonbons, et le plus souvent en mangent avec excès. On est fatigué de leurs exigences perpétuelles, l'ennui se montre chez eux sous forme d'une demande à manger; et bien heureux quand au milieu d'une promenade ou d'une visite, cette déplorable habitude ne les rend pas à charge aux étrangers.

Il importe aux parents, la première fois que pareille demande se produit en dehors des repas, d'y résister avec fermeté. L'enfant, sûr désormais de ne pas l'emporter sur ce point, n'y comptera plus, et emploiera à manger le temps des repas ; d'ailleurs je ne crois pas que son estomac puisse réellement souffrir, du court délai apporté, à ce qui est moins souvent un besoin qu'un caprice.

Des raisons d'un autre ordre viennent militer en faveur de la régularité des repas. L'estomac, organe moins complaisant qu'on ne pense, est une vaste poche, à la surface de laquelle viennent aboutir les orifices d'innombrables glandes, chargées de sécréter le suc gastrique, qui doit opérer la dissolution des matières alimentaires. Ce suc est versé tout d'un coup à la surface de l'estomac, quand la présence d'une substance alimentaire, vient exciter celle-ci, de la même façon qu'une matière sucrée ou salée, fait arriver la salive dans la bouche. Mais si peu de temps après avoir mangé, alors que les glandes n'ont pas eu le temps de reformer une nouvelle réserve de suc gastrique, on apporte dans l'estomac de nouveaux aliments, le suc gastrique n'est plus versé en quantité suffisante, la digestion se fait sentir, dure plus longtemps, et il en peut résulter de l'indisposition.

D'ailleurs il en est de l'estomac, comme des autres grands organes du corps humain, qui tous sont soumis à la loi de l'intermittence. Le cerveau n'a-t-il pas ses moments de repos? le poumon les a quinze à vingt fois, et le cœur soixante-dix à quatre-vingts fois par minute, pourquoi donc l'estomac qui est un organe aussi important, ne jouirait-il pas du même privilége? Enfin la dernière raison et la plus simple, est que la régularité des repas, permet à l'enfant d'apprécier bien mieux, quelles sont les exigences de son estomac. A l'appui de cette règle, on peut encore citer l'exemple de Lycurgue et en général des législateurs, qui ont dirigé l'éducation des hommes, tous ont établi la régularité des repas, et montré une grande tendance à en diminuer le nombre. Xénophon, dans sa Cyropédie, prête aux Perses l'habitude de n'avoir que deux repas par jour, et un seul même en temps de guerre ou de chasse. N'en est-il pas de même, dans certains établissements d'éducation et certaines maisons religieuses, où la nourriture étant juste suffisante, on ne conserve la santé qu'à la condition d'un régime invariable.

Avant d'en finir avec cette question de la nourriture, il me paraît curieux de donner un aperçu du régime auquel sont soumis les élèves des lycées de Paris.

A la suite de quelques plaintes sur l'insuffisance du régime auquel ils étaient soumis, une commission fut nommée, et c'est au travail de son rapporteur Ph. Bérard, que j'ai emprunté les renseignements suivants.

D'après les données de la science, pendant que l'animal respire, qu'il se nourrit, qu'il se meut, il y a une partie de sa propre substance ou matière organisée, qui est détruite. En présence de cette décomposition du corps, il importait de rechercher quelles devaient être la nature et la quantité des aliments, destinés à réparer ces pertes. Naturellement la question reposait à peu près tout entière, sur la quantité de viande à substituer, à celle qui était reconnue insuffisante ; car on ne peut remplacer la viande, que par l'emploi d'une énorme quantité de substances végétales et par l'usage excessif, et dès lors nuisible, pour des sujets livrés à l'étude, des œufs, du laitage et de ses préparations.

La commission après avoir constaté que le régime alimentaire, suivi par les élèves des écoles Normale et d'Alfort, avait la plus heureuse influence sur leur santé et leur vigueur, reconnut que l'on servait aux élèves de cette dernière école, près de quatre fois autant de viande, qu'aux élèves du petit collége des lycées, et près de trois fois autant qu'aux élèves du grand collége. A la vérité il s'agissait d'adultes, mais les différences qu'on pouvait signaler entre le régime alimentaire d'Alfort et celui des lycées, parurent hors de proportion, avec la différence d'âge des élèves de ces deux établissements. A la suite de ces observations et de la discussion chimique des faits, le ministre arrêta en 1853, que le poids de la viande cuite, désossée, délivrée à chaque élève, serait ainsi réglé : Pour les grands, 70 grammes par tête et par repas : Pour les moyens, 60 grammes : Pour les petits, 50 grammes. Lorsque le repas se compose de deux plats de viande, les deux parts doivent peser un tiers en sus, du poids ci-dessus fixé. Le vin suivant sa force, entre pour un quart ou pour un tiers, dans la composition de la boisson donnée aux élèves.

Pour compenser le retour fréquent sur la table des élèves, du bœuf bouilli, mets auquel on reproche de ne pas exciter beaucoup leur appétit, la commission avait pensé qu'on pourrait utilement substituer la cuisson à la broche, au procédé culinaire employé jusqu'alors, pour la préparation du rôti.

« Sans rien perdre de sa gravité, suivant l'expres-
« sion du professeur Bérard, la science peut for-
« muler quelques règles pour la préparation du
« rôti. Ce n'était pas du rôti qui était servi sous ce
« nom dans le réfectoire des lycés. Dans le véri-
« table rôti, le rôti cuit à la broche et à l'air libre,
« l'action du feu a saisi la surface de la viande. Elle
« y a coagulé l'albumine et quelques sucs, de ma-
« nière à y faire naître une sorte de croûte peu per-
« méable aux liquides. C'est sous cette croûte que
« cuisent sans y être décomposés, les sucs et les

« fibres de la chair. Une telle préparation est
« incomparablement plus sapide, plus digestive,
« plus tonique, que ces prétendus rôtis, cuits dans
« un milieu plein de vapeur d'eau. Cette notion est
« devenue vulgaire, et l'on sait, que, pour attirer
« les clients, certains traiteurs des faubourgs n'ont
« rien imaginé de mieux, que d'inscrire au-dessus
« de leur porte « ici on rôtit à la broche. » Du reste
cette notion venait de recevoir une application plus
sérieuse et plus philantropique, dans le plus important des hôpitaux de Paris consacrés à l'enfance :
dans cet établissement où la scrophule prenait tant
de victimes, on est parvenu à borner les ravages du
fléau, par l'usage de la gymnastique et des broches.
Conformément aux conclusions émises par le rapporteur de la commission, le ministre avait décrété
la cuisson des viandes à la broche, dans les lycés de
Paris, malheureusement la difficulté d'exécution
força bientôt d'y renoncer.

Tout le monde connaît les petits accidents, qui
suivent chez les enfants l'ingestion des fruits acides,
ou verts, ou même à maturité, quand la consomma-
tion en est exagérée. Ils ont pour cause l'eau en
excès, les acides et les substances réfractaires, qui
se trouvent ainsi introduits dans les voies digestives.

Le sucre pris en certaine quantité, comme il arrive
à trop d'enfants, passe pour échauffer. Chez ceux qui

en mangent beaucoup sous forme de bonbons, il détériore l'émail des dents et prédispose à la carie, par son action chimique en même temps que mécanique. Dans l'intérêt de la conservation de leurs dents, on doit également défendre aux enfants de goûter aux fruits acides, et de passer trop subitement en mangeant, d'un extrême de température à l'autre.

Jusque dans ces dernières années, on constatait des accidents multipliés, produits par l'ingestion de bonbons ou sucreries, pour la coloration desquels, les confiseurs employaient des substances métalliques capables d'altérer la santé. C'est ainsi qu'un acétate d'arsénic servait à donner les belles couleurs vert pomme de certains bonbons. L'autorité mise en demeure de se prononcer, défendit en France l'emploi de toute substance nuisible dans la confiserie. Malheureusement je ne sache pas que dans les autres pays aucune mesure ait été prise à cet égard.

En raison de la graisse qu'elles contiennent, les pâtisseries sont d'une digestion difficile, et l'usage ne doit en être permis que dans des limites restreintes ; à moins qu'il ne s'agisse d'en faire pour de très-jeunes enfants, un mobile particulier d'éducation, dans le genre du *Pueris olim dant crustula* d'Horace, et des gâteaux avec lesquels Rousseau, récompensait les progrès à la course de son chevalier. Saint Jérome n'a pas dédaigné non plus de dépouiller l'austérité de son caractère, pour imiter Horace : « que ta petite Pacatule reçoive cette lettre, « écrivait-il à son ami Gaudens, elle la lira quelque « jour. Il suffit qu'elle en connaisse maintenant les « caractères ; et, pour l'exciter à cela, propose lui, « par manière de récompense, des gâteaux, des « bouquets, des jouets, etc. »

Faut-il laisser boire les enfants au gré de leur besoin apparent ou de leur caprice ? La réponse semble dictée à ceux qui ont présent à la mémoire, l'éloquent article de Rousseau à ce sujet.

« Pour empêcher les enfants de boire quand ils « ont chaud, on prescrit de les accoutumer à man-« ger préalablement un morceau de pain avant que « de boire. Cela est bien étrange, que, quand l'en-« fant a soif, il faille lui donner à manger, j'aime-« rais autant, quand il a faim lui donner à boire. « Jamais on ne me persuadera que nos premiers « appétits soient si déréglés qu'on ne puisse les « satisfaire sans nous exposer à périr ; si cela était, « le genre humain se fût cent fois détruit avant « qu'on eût appris ce qu'il faut faire pour le con-« server. Toutes les fois qu'Emile aura soif, je veux « qu'on lui donne à boire, je veux qu'on lui donne « de l'eau pure et sans préparation aucune, pas « même de la faire dégourdir, fût-il tout en nage et « fût-on au cœur de l'hiver. »

Le raisonnement qui précéde, malgré tout ce

qu'il a de séduisant, n'empêche pas la science et l'histoire, d'enregistrer tous les jours des accidents, suite de la préhension de boissons à la glace, par des individus en sueur.

Alexandre au rapport de Quinte-Curce, perdit plus d'hommes sur les rives de l'Oxus, que ne lui en avait coûté aucune bataille.

Le Dauphin fils de François Ier, jouant au jeu de paume à Tournon, excédé de soif et de chaleur, but un verre d'eau fraîche et mourut en quatre jours de pleurésie aiguë. Son échanson, le comte de Montecuculli, fut mis à la torture et vaincu par la douleur, déclara avoir mis de l'arsénic dans l'eau destinée au prince : il fut écartelé.

Enfin M. Michel Lévy après avoir signalé les dangers, auxquels s'exposent les soldats en marche, par suite de leur avidité à se précipiter sur l'eau glacée, termine en citant un exemple de ces sortes d'accidents qui me paraît caractéristique. Au mois d'août 1833, un colonel de cavalerie mourut au camp de Compiègne, après un jour ou deux d'atroces douleurs ; accablé par la chaleur et baigné de sueur, il avait bu une carafe d'eau de groseille à la glace.

Ces exemples pris au hasard, ont leur importance, et pour mille cas où l'eau froide n'a pas fait de mal, il y en a un auquel on doit cependant prêter attention, puisqu'il a amené la mort.

Faut-il donc regarder les sources limpides, que le

créateur a mis à notre portée, comme un poison séduisant ! Je ne le crois pas ; mais sans vouloir comparer l'organisme à un vase inerte, je me rangerais volontiers à l'avis du docteur James. « Le physicien « évite de verser de l'eau froide dans une cornue « brûlante : le verre éclaterait. Combien ne devons- « nous pas prendre plus de précaution encore, de « peur de troubler ces admirables phénomènes « d'hydraulique, qui se passent au sein des tissus « vivants. » Presque toujours la grande quantité de liquide froid, transportée à la fois dans l'estomac, est la principale cause des accidents qui se produisent. Le même inconvénient n'existe pas pour les glaces, qui prises par petites portions à la fois, en raison de leur basse température, arrivent dans l'estomac, à moitié échauffées par un contact prolongé avec les parois du canal qui y conduit : elles méritent seulement le reproche d'amener quelques coliques, et une légère inflammation de l'estomac, qui pour être calmée, oblige à boire ensuite bien davantage. Bref il est prudent de recommander aux enfants qui sont en transpiration, par suite d'un exercice violent, de ne boire que par petites gorgées à la fois, de garder le liquide un instant dans la bouche avant de l'avaler, et de ne prendre que juste ce qu'il faut pour calmer la soif. De plus il est bon de faire continuer dans une certaine mesure, l'exercice qui a amené la sueur.

Trop souvent on rapporte à l'ingestion d'eau

froide, des accidents dus à une autre cause. Après avoir bu, les enfants restent dans l'immobilité, exposés à un courant d'air, ou dans un lieu très-frais; et le mal est dû non à l'eau froide, mais au refroidissement dans un courant d'air froid. A part ces recommandations, sur lesquelles les parents peuvent appuyer en citant des exemples, il est inutile de mettre à la volonté de l'enfant aucune entrave en ce qui regarde la boisson. Qu'il boive quand il a soif; l'eau, prise à l'excès, n'a d'autre inconvénient que de fatiguer un peu l'estomac, et de rendre la digestion plus difficile, en noyant les sucs qui y président.

Il semble naturel de laisser libre l'usage des substances alimentaires, dont le créateur a gratifié la partie du globe, que nous habitons. Le vin doit cependant faire exception; attendu que ses propriétés excitantes sont nuisibles à l'enfance, déjà si nerveuse et si impressionnable. Le mieux sauf une indication spéciale, provenant d'un état maladif, est de ne faire boire aux enfants que de l'eau colorée par le vin. A plus forte raison doit-on s'élever contre l'imprudence de certains parents, qui en matière de plaisanterie, font parfois prendre du vin en quantité notable, à de jeunes enfants qu'il fait babiller, et dont il active la digestion; mais auxquels il donne de mauvaises habitudes, en même temps qu'il allume en eux un incendie, qui se traduit par des congestions vers la tête, des poussées d'éruptions à la peau, et des inflammations du ventre.

La fréquence des selles et l'habitude qu'on doit faire prendre aux enfants, de se présenter régulièrement à la garde-robe, ne sont pas des sujets indignes d'un hygiéniste. Sous notre climat, la plupart des auteurs s'accordent pour admettre qu'il est raisonnable d'y aller une fois par jour. On peut sans contredit y aller plus souvent, mais alors il en résulte de la gêne dans les occupations. Sous des climats plus chauds que le nôtre, et où la quantité des aliments solides est moins considérable, l'habitude se met en rapport avec le besoin qu'on éprouve de se présenter plus rarement à la garde-robe. C'est ce qui a lieu dans beaucoup de villes du midi de la France, entr'autres à Marseille, où faute de cabinets d'aisance dans beaucoup de maisons, on est obligé d'aller au dehors dans des établissements spéciaux. Quoi qu'il en soit, plus l'amas des matières est considérable, plus il gêne les mouvements des intestins, ceux du cœur, des poumons, et par là même apporte du trouble dans les fonctions du cerveau ; aussi Voltaire était dans le vrai, quand il consacrait un de ses contes, à montrer sous une forme plaisante, l'influence que l'irrégularité dans les gardes-robes, peut avoir sur le caractère d'un individu et sa bonne humeur.

Locke veut qu'on habitue les enfants à se présenter à la selle après les repas. A ce moment l'estomac se trouve rempli, et les matières alimentaires n'ayant pas encore trouvé leur place, ou en d'autres termes n'ayant pas subi le travail de malaxation qui leur fait occuper dans l'estomac un plus petit volume, il en résulte que ces aliments pèsent sur le tube intestinal, et y causent un sentiment de gêne, à la faveur de laquelle on obtient facilement une selle.

La constipation et le relâchement du ventre, dépendent sauf de rares exceptions, du régime et du genre de vie. A ce titre on peut en parler ici. C'est surtout dans le défaut de rapport du régime avec l'âge, le tempérament ou la dépense de forces, qu'il faut rechercher la cause de ces deux états. Ordinairement il est facile d'y apporter remède par l'emploi des bains et des lavements, dont l'utilité dans l'éducation des enfants est inappréciable, comme moyen rafraîchissant.

Ce traitement ne réussirait pas cependant contre certaines diarrhées assez rares, il est vrai, et qu'on rencontre avec les constitutions molles, lymphatiques. Celles-là tiennent à un état de débilité de l'intestin, qu'accompagne souvent une susceptibilité nerveuse du même organe ; et réclament l'usage des aliments toniques, du vin vieux, des boissons aromatiques, d'un exercice modéré, des frictions sur la peau, et l'entretien d'une température douce sur toute la surface de la peau, et surtout aux pieds, à l'aide de vêtements de laine.

Il peut survenir encore chez les enfants, une chute ou relâchement du fondement, dont la cause la plus ordinaire est un état inflammatoire du gros intestin, qui guérit facilement sous l'influence d'un régime doux, de bains de siége et de lavements.

En été surtout, au moment des grandes chaleurs, il est bon de faire prendre aux enfants des bains frais, dans le but de prévenir les éruptions de boutons et d'urticaire, auxquelles les enfants sont assez sujets. Pour les classes peu aisées, il suffit de mettre quelque temps au soleil un baquet plein d'eau, pour avoir un bain complet.

Un lavement ou deux, dans certains cas, peuvent prévenir une indisposition en rétablissant l'harmonie dans toutes les fonctions. Employés à propos, ils dissipent certains maux de tête et de dents, et mettent fin à la constipation. Ils sont encore utiles toutes les fois qu'on fait changer l'enfant de résidence ; surtout quand on le transporte dans un climat plus sec et plus chaud.

L'habitude des lavements prise de bonne heure, procure encore un autre avantage, celui de permettre, en cas de maladie, au médecin de les faire entrer dans sa médication ; tandis que souvent, alors que ce moyen serait héroïque, on est arrêté par la répugnance invincible des enfants à se laisser faire. Je me rappelle avoir vu un jour à l'infirmerie d'un établissement d'éducation, un petit enfant de sept ans à peu près, du reste en bonne santé, et auquel on faisait en riant la menace de lui donner un lavement : l'enfant prenant la chose au sérieux, se mit de suite en posture, au grand ébahissement des plaisants, qui apprirent que dans sa famille on avait l'habitude de lui en donner souvent.

Besoin de mouvement, Aération, Insolation, Lycées du jeune âge.

Le besoin de mouvement que tout être animé apporte en naissant, est tellement naturel qu'il sert dans beaucoup de cas à caractériser la vie. Ce besoin agite déjà les bras de l'enfant sur le sein de sa nourrice, et un peu plus tard le tourmente à tel point, que l'immobilité lui semble le plus intolérable des supplices. Possesseur d'un bien qui se répare et s'accroît sans cesse, l'enfant ne trouve jamais assez d'occasions pour le dépenser. Le jeu est pour lui moins un but qu'un moyen instinctif d'exercer ses membres, et d'acquérir sur tout ce qui l'environne, des notions chaque jour plus exactes. Mais, cette liberté de mouvement, ce n'est pas dans l'enceinte d'un appartement, fût-il de la plus grande dimension, qu'il peut l'exercer. Avant tout, l'enfant a besoin, avec l'air et la lumière, d'un espace étendu, où il puisse jouer, courir et se fatiguer.

De l'avis de M. Donné, il est très-peu de mères qui fassent sortir leurs enfants, autant qu'il le faudrait pour leur constituer une organisation vigoureuse et une santé robuste. Les enfants, en raison de la délicatesse de leurs organes, ressentent plus vivement les effets nuisibles de l'air confiné ; ils s'infectent plus rapidement par leur propre atmosphère ; l'insuffisance de l'air et l'altération complète qui en est la suite, les place dans un état de prédisposition particulier à certaines maladies. Fièvres typhoïdes ou éruptives, opthalmies purulentes, muguet, croup, etc., prennent naissance dans les recoins mal aérés, où les parents, même aisés, relèguent trop souvent pendant la nuit, la couche ou le berceau de leurs enfants. Par la même raison on ne saurait trop s'élever contre la tendance des parents à garder pendant la nuit, dans leur chambre, des enfants d'un âge déjà très-avancé.

De nos jours, où les conditions de notre état social sont telles, que dès l'âge de sept à huit ans, les devoirs de l'éducation morale et intellectuelle commencent à peser sur l'enfant, et lui infligent une scolarité sédentaire de plusieurs heures par jour, on devrait profiter des premières années de la vie, pour lui faire prendre chaque jour, sous l'action prolongée de l'air et du soleil, une sorte de bain vivifiant.

Le rapprochement est piquant entre la manière d'élever les enfants de nos jours, et l'éducation de ces Germains dont parle Tacite : « En toute maison « les enfants naissent nus et dans la saleté; ainsi se « forment ces membres, ces corps qui nous étonnent. « Chaque mère nourrit son enfant de son lait et ne « le livre pas à des servantes, à des nourrices. Le « maître ne se distingue de l'esclave par aucune « délicatesse d'éducation. Ils vivent ensemble et au « milieu des mêmes troupeaux, sur la même terre, « jusqu'à ce que l'âge sépare l'homme libre et que « sa valeur le distingue. »

Suivant Péréfixe, « Henri IV fut élevé en Béarn, dans un château situé dans les rochers et dans les montagnes. Son grand-père ne voulut pas qu'on le nourrît avec la délicatesse, qu'on nourrit d'ordinaire les gens de cette qualité, sachant bien que dans un corps mou et tendre, il ne loge ordinairement qu'une âme molle et faible. Il défendit aussi qu'on l'habillât richement ni qu'on lui donnât des babioles, qu'on le flattât et qu'on le traitât de prince; parce que toutes ces choses ne font que donner de la vanité, et élèvent le cœur des enfants, plutôt dans l'orgueil que dans les sentiments de la générosité; mais il ordonna qu'on l'habillât et qu'on le nourrît comme les autres enfants du pays,

et même qu'on l'accoutumât à courir et à grimper
sur les rochers, à cause que par ce moyen on le
faisait à la fatigue, et que pour ainsi dire, on donnait
une trempe à ce jeune corps, pour le rendre plus
dur et plus robuste. On dit que pour l'ordinaire, on
le nourrissait de pain bis, de bœuf, de fromage et
d'ail, et que bien souvent on le faisait marcher nu-
pieds et nu-tête. »

A défaut de ces conditions, dans lesquelles il serait pourtant bien facile aux parents de placer les
enfants, je ne puis qu'applaudir à la coutume qui,
dans l'Europe centrale, fait conduire sur les bords
de la mer, les enfants faibles de complexion ou rachitiques. Dans les pays méridionaux, où le séjour
des plaines est fréquemment rendu malsain par les
marécages, on les mène sur des montagnes pendant
la saison des chaleurs. C'est ainsi qu'en Orient, les
riantes montagnes du Liban et la petite ville de
Bethléem, réputées pour la pureté de l'air qu'on y
respire, sont fréquentées par beaucoup de familles
européennes, qui y mènent leurs enfants en bas-
âge.

Il ne faut pas non plus, que la crainte d'un peu
de hâle, sur la peau satinée des enfants, empêche de
les conduire à la promenade par le soleil, et fasse
choisir le moment où cet astre va disparaître sous
l'horison ; car l'influence de l'insolation est aussi
puissante que l'action de l'air, pour donner aux

êtres organisés, la force, la vie, la couleur. Quelle différence n'y a-t-il pas entre les plantes, qui dans nos parterres, étalent au soleil leurs pétales aux couleurs aussi éclatantes que variées, et ces mêmes plantes transportées sur l'étagère d'un salon, où elles ne tardent pas à languir et à prendre des teintes pâles, indices de leur état de souffrance ! Loin d'offrir de la dureté et de la résistance au toucher, les tissus des plantes ainsi renfermées, sont tendres, pleins d'eau. Les éléments qui servent à leur nutrition n'ont pas changé ; il ne manque que l'action des rayons lumineux, qui dans ce cas, jouent le rôle de la chaleur pour les opérations de l'alambic.

L'absence de la radiation solaire transforme tellement les plantes, qu'un de nos botanistes les plus ingénieux, a trouvé qu'en les soustrayant à la lumière, on pouvait rendre comestible un grand nombre de plantes, entr'autres le chardon, dont la tige ligneuse perd sa dureté, et devient assez tendre pour être mangée. Que se passe-t-il dans cette opération, que subissent, pour devenir comestibles, toutes les jeunes plantes que nous mangeons en salade ? La plante perd ses résines amères, odorantes, ses sucs colorés, en un mot tout ce qui lui donnait dans la nature un caractère, une place spéciale : elle n'a plus, pour circuler dans ses vaisseaux, qu'une sève incolore, sans goût et aussi sans action. Arrivées à point toutes les plantes se ressemblent, ou plutôt, il n'existe plus qu'une ébauche de diverses plantes.

L'insistance que j'apporte à développer cette manière de voir, tient à ce qu'il existe une grande similitude, entre les plantes comestibles, et ces enfants qu'on tient renfermés dans des arrières-boutiques malsaines et sombres, où ils vivent loin du contact de l'air et des effets toniques du soleil. La transformation produite par le soleil et le grand air, peut être si grande, que l'enfant habitué à vivre au milieu d'une atmosphère d'air confiné, souffre d'être transporté tout d'un coup à l'air vif de la campagne ou des bords de la mer : des bronchites fréquentes, de l'emphysème, signes d'une vive excitation des bronches, peuvent dans les premiers temps, en être la conséquence, jusqu'à ce que l'acclimatation soit complète. Il en est de ces enfants comme des personnes de la ville, qui éprouvent un accès d'asthme toutes les fois qu'elles viennent respirer l'air vif de la campagne, et auxquelles l'air confiné et peu riche en oxigène des grandes villes, est devenu nécessaire.

Heureuses les villes qui possèdent dans leur sein de belles promenades ou de vastes jardins publics, dans le genre de ceux du Luxembourg et des Tuileries. Quand ce dernier fut achevé, Louis XIV voulait qu'il fût considéré comme un jardin modèle et fermé au public : Sire, lui dit Claude Perrault, je réclame au nom des petits enfants.

Une des plus utiles innovations de l'époque, est certainement la création au centre des quartiers populeux, de jardins publics ou squares, qui suppléent avantageusement aux jardins privés toujours trop petits dans une ville, humides, encaissés, privés de verdure. Les enfants avec la vue d'un paysage dont les dimensions semblent d'accord avec leur taille, y trouvent un air sans cesse renouvelé et assaini par les plantes et les arbustes environnants. En face de cette végétation luxuriante, de ces arbustes aux formes étranges, inconnues à nos climats, leur imagination naissante s'éveille, et rêve au spectacle grandiose, que doit offrir cette nature tropicale, dont elle a un échantillon sous les yeux.

Le succès de ces jardins, dont l'enfance s'empare à la satisfaction générale, montre tous les avantages qu'on pourrait retirer du seul lycée qui manque en France, de celui du premier âge. Dans ces établissements, moitié classes moitié gymnases, et dont l'idée première appartient à un philantrope allemand dont l'Allemagne s'enorgueillit, Froëbel, on se règle sur cette donnée que l'enfant n'apprend rien et solidement, même la religion et la morale, que par la pratique. Les matières qui font l'objet des études, sont des essais de calligraphie artistique sur les carreaux rayés, des notions de géographie pratique, bornées d'abord à la table, ou à la chambre, puis au jardin, quelques observations et expériences des plus simples et des plus frappantes, en botanique, zoologie, physique ou météorologie ; mais toutes fondées sur la vue ou le maniement d'objets matériels, tels que des angles en bois, des sphères, des cercles. L'éducation dirigée par des maîtresses, et dans laquelle les plus grands peuvent servir de moniteurs aux plus petits, se fait enfin par des épreuves continuelles, des ballons d'essai dans tous les genres d'études. Après un quart d'heure ou une demi-heure d'occupation aux combinaisons géométriques, on quitte la table, on forme une ronde, et l'on imite le semeur, le faucheur, etc. ; en chantant des couplets dont les paroles se rapportent à l'action qu'on veut exprimer.

L'idée de faire une éducation par l'alternance convenable des jeux au dehors ou exercices gymnastiques, et des jeux de repos, est assurément heureuse ; seulement il me semble que Froëbel étend trop loin son système, quand il admet que l'enfant au berceau, est une puissance en germe apte à percevoir avec fruit, des conceptions étendues. Je crois au contraire, l'enfance suffisamment occupée par l'exercice de ses sens, à se rendre compte des notions de pesanteur, étendue, forme, etc., qui sont les bases du raisonnement, et ce que Rousseau appelle l'éducation des choses ou de la nature. Pendant toute cette période, fatiguer l'enfant de préceptes, et vouloir lui faire prendre des habitudes qui ne sont compatibles qu'avec une raison mûre, c'est non seulement perdre son temps, mais encore se mettre en travers d'une activité qui est nécessaire au développement de toutes les forces plastiques. A ses caprices, à ses volontés, il suffit de répondre en lui faisant sentir que leur accomplissement est contraire à son intérêt même et à l'intérêt général, sans chercher à lui démontrer la raison absolue de toutes les barrières qui entravent la liberté de chacun.

Je ne suis guère plus partisan d'une foule de récréations, telles que la girouette destinée à l'exercice des muscles du bras et de la main, le nid d'oiseau, le faucheur, le semeur, les couronnes, le colombier, etc., toutes sont des scènes d'une poésie enfantine, faites pour plaire aux parents, mais d'une utilité pratique douteuse; en outre, pris au-delà d'une certaine mesure, ces chants, ces exercices, ces jouets, ont l'inconvénient de compliquer l'éducation.

Grâce aux efforts de Froëbel et de quelques-uns de ses disciples, les jardins d'enfants se sont multipliés, l'Allemagne, l'Angleterre, la Suisse et l'Amérique en ont un grand nombre; tandis que la France n'en possède encore qu'un, fondé dans la rue de la Pépinière, à Paris, sous les auspices de Mme Kœchlin. Il serait à désirer qu'un si noble exemple fût suivi, et qu'on formât des associations particulières, ayant pour but la création, dans chaque quartier des grandes villes, d'un lycée du jeune âge, dont les frais, consistant dans l'entretien d'une ou plusieurs directrices, seraient couverts par une faible taxe du droit d'entrée. Les enfants pourraient, pendant une partie de la journée, y venir prendre une récréation, qui serait agréablement coupée par des exercices destinés à les reposer, et offrant une application plus ou moins complète, de la méthode naturelle dont je viens de donner une esquisse.

A ce mode d'éducation, il ne manque chez nous qu'une impulsion vigoureuse, pour que l'idée fasse son chemin ; et pour qu'on en vienne à construire dans les jardins publics, au centre des squares, d'élégantes rotondes qui couvriraient les tables des jeux de repos ; et autour desquelles s'étendrait le jardin destiné aux jeux de mouvements, ainsi qu'à tous les exercices du corps. L'architecture pourrait donner à ces légers édifices, une ornementation qui flattât le goût du public, pour lequel la gymnastique enfantine deviendrait bientôt un spectacle des plus intéressants. On peut objecter la répugnance qu'éprouveraient certaines familles, à envoyer leurs enfants dans des enclos à jour, où ils travailleraient sous les regards des passants ; mais qui empêcherait d'en établir d'autres inaccessibles à la vue du public, et dont une taxe plus élevée écarterait les enfants des classes pauvres.

Des Vêtements.

La prédominance du système nerveux chez les jeunes enfants, leur fait ressentir assez vivement les influences atmosphériques. De plus, une grande partie de la population habitant les villes et remplissant des professions sédentaires, la question des vêtements est infiniment plus complexe, qu'au temps où nos ancêtres étaient divisés par les Romains, en Gaulois portant la toge, c'est-à-dire la robe, et en Gaulois portant la braie ou sorte de culotte.

En général, on ne se rend pas bien compte de la valeur des expressions froid et chaleur. Ce qui est froid pour nous, ne le serait pas pour un habitant des contrées du nord de l'Europe, et réciproquement un espagnol ou un italien, se plaindrait fort d'une température que nous qualifions de chaude.

Sans sortir de notre pays, une température qui est facilement supportée par un enfant habitant la campagne, bien portant, et habitué à vivre en plein air, ne le sera pas sans peine par un enfant de la ville, retenu toute la journée dans un appartement chauffé, et ne sortant au dehors que pendant un laps de temps relativement court.

Là où le premier, quoique légèrement vêtu, ne courra aucun risque d'indisposition, le second, malgré toutes les fourrures dont on aura soin de le couvrir, contractera des bronchites ou rhumes, qui donneront de l'importance à la moindre de ses sorties. La peau du premier est bronzée par une exposition continuelle à l'air, quelle que soit la température, tandis que celle du second jouit d'une impressionnabilité fâcheuse, qui la fait également souffrir des extrêmes du chaud et du froid.

L'emploi des fourrures et le séjour permanent dans un appartement chauffé, ne sont guère propres à garantir les enfants contre l'impression de l'air; car il arrive toujours un moment où l'enfant se trouve exposé à une cause imprévue de froid, comme une averse, et alors, toutes les précautions antérieures n'ont servi qu'à le rendre plus sensible aux influences maladives. Le système opposé, qui consiste à laisser presque constamment les enfants en plein air, mérite donc la préférence; il a pour lui la pratique des anciens et celle des peuples contemporains les plus vigoureux.

En fait de vêtements, il est rare qu'on se tienne dans une sage moyenne. Les enfants du peuple sont vêtus avec une négligence inconcevable, souvent à peine couverts de quelques haillons, et les pieds nus dans de méchants sabots. Du reste ne les plaignons pas trop : grâce à l'habitude de vivre en plein air, ils supportent facilement tous les changements de température, et ils sont la meilleure preuve que le froid n'est qu'une expression relative, qui eu égard à certaines parties du corps, n'a pas la même signification pour tout le monde.

Par contre, la manière de vêtir les enfants des classes aisées, est bien faite pour éterniser en eux les indispositions. On les couvre d'épais vêtements de laine, au nombre desquels se trouve l'inévitable gilet de flanelle, qui finira par soumettre à son esclavage, la génération actuelle des enfants. En même temps, on les renferme, comme des plantes de serre chaude, dans des appartements dont la température est très-élevée. Puis, vienne une sortie, une fête, où l'enfant doive paraître dans tous ses atours, et par une de ces contradictions que l'esprit humain a peine à concevoir, on le dépouille de ses vêtements habituels, qu'on remplace par des étoffes légères, disposées suivant les exigences de la mode, de façon à laisser nus ou presque nus, les bras, les jambes, et souvent les cuisses. Bien heureux encore, quand une mère cruellement coquette, ne va pas jusqu'à mettre une crinoline à des enfants pouvant à peine marcher.

A qui n'est-il pas arrivé de rencontrer nombre de ces malheureux enfants, appartenant aux classes les plus élevées de la société, et qui, rendus verdâtres par le froid, grelottent au grand air pendant de longues heures d'hiver, pour satisfaire à la vaine ostentation de leurs parents, en exhibant une toilette

dont la légèreté est jointe souvent à l'extravagance !
A voir leur constance, on pourrait les comparer à
ces jeunes spartiates, obligés pour la moindre faute,
à subir de cruels châtiments ; hélas ! ils n'ont pas
comme eux, la satisfaction que donnent les épreuves
traversées et la vue d'un cercle d'admirateurs, condamnés qu'ils sont à perdre sans compensation
leur santé, pour servir de poupées au luxe de leurs
parents.

On pourrait excuser la mode, puisque la mode
l'emporte maintenant sur la raison, si du moins cet
habillement, pâle copie d'un autre siècle, était porté
par des adolescents ou des enfants déjà formés ;
mais non, c'est la jeunesse la plus tendre, la plus
impressionnable aux changements de température,
qu'on expose à des accidents qui ne peuvent manquer de l'atteindre un jour ou l'autre.

Peu importe, au fond, que les manches et le
pantalon soient brodés et tailladés, que le cou soit
plus ou moins découvert ; les Lapons se découvrent
la poitrine le plus possible pour s'aguerrir contre le
froid, et en cela, ils sont imités par nos zouaves et
nos marins qui s'en trouvent très-bien : Seulement,
ce qu'il faut avant tout, c'est de la persévérance dans
les habitudes.

J'approuverais même la tendance à habiller les
enfants comme Van Dyck habillait ses modèles ; car
on ne peut nier que ce costume soit élégant, et

avec quelques modifications on pourrait le rendre simple, si du moins les enfants avaient toujours la poitrine découverte, s'ils portaient constamment le pantalon et les manches échancrées, et si la température de leur appartement n'était pas beaucoup plus élevée que celle du dehors.

Peut-être serait-il préférable d'imiter l'exemple du sculpteur, qui, pour communiquer à ses œuvres la vie et le mouvement, les habille de la manière la plus simple possible, et s'occupe plus de voiler les formes que de les cacher. En un mot, il faudrait revenir à un type toujours le même, vêtement simple en ce qu'il supprimerait ces nombreux détails de la toilette des enfants, commode en ce qu'il permettrait la plus grande facilité dans les mouvements. Je sais bien qu'il y a un écueil à éviter même dans la simplicité, et que si les paniers et la crinoline dont on affuble les enfants sont ridicules, la tunique des filles spartiates, dont les côtés n'étaient pas cousus par le bas, ne l'était pas moins, comme Sophocle, traduit par Amyot, le dit dans ces vers :

> Voyez, même aujourd'hui, cette jeune Hermione,
> Sous cet habit léger, qui flotte au gré des vents,
> Elle montre sa cuisse aux regards des passants.

Les Anglais, nos maîtres en fait d'éducation, montrent beaucoup plus de raison dans le vêtement

qu'ils ont adopté pour les jeunes garçons, vêtement
dont les trois pièces essentielles, sont une chemise
à col rabattu, une veste ronde en drap et un pantalon de même étoffe. Ce genre de vêtement a
l'avantage d'être chaud et commode.

Il arrive souvent au médecin d'être consulté sur
la question de savoir si on doit ou non faire porter
de la flanelle aux enfants. L'emploi de cette dernière,
dans le but d'éviter les refroidissements brusques,
peut être très-bon pour sauvegarder la santé de ces
enfants chétifs, comme la civilisation en produit un
si grand nombre ; et qui, toute l'année, affligés de
maladies de poitrine chroniques, sortent à peine
d'un rhume qu'ils retombent dans un autre. Au
lieu de leur prodiguer la flanelle, les sirops, l'huile
de foie de morue (cette dernière étant maintenant à
la mode), il vaudrait mieux soumettre les enfants,
au sortir du lit, à des douches graduellement tem-
pérées sur les reins, ou à un système de lavage
entier du corps par l'eau froide, suivi d'une longue
course en plein air.

L'envahissement du cache-nez est une chose à
regretter ; car, l'habitude de laisser le cou et la tête
à découvert donnerait assurément une immunité
contre les angines et les bronchites. Les Grecs, les
Romains, les Gaulois, ne se couvraient la tête
que malades ou en voyage ; et il est certain que la
chevelure des femmes n'est nulle part plus riche et

plus belle, que dans les pays où elles la couvrent à peine d'un voile.

Enfin, il est utile de faire changer l'enfant de chemise matin et soir, pour que l'odeur et l'humidité du linge qu'il quitte, s'évaporent au lieu de s'altérer par un contact prolongé avec la peau.

Scrophules et faiblesse de constitution.

Sous le nom de scrophules, on désigne une constitution défectueuse, avec tendance à la production de certaines maladies, telles que des tumeurs formant comme un collier autour du cou, (genre d'affection que les rois de France avaient, suivant une croyance populaire, le pouvoir de guérir par le seul toucher); le gonflement des os et des articulations; des maux d'yeux et catarrhes inguérissables; le goître; le rachitisme; le crétinisme. Certains médecins regardent même comme scrophuleux, tous les enfants faibles de complexion, dont les maladies ont une marche lente, et dans la famille desquels la mortalité est fréquente. Enfin Lugol y joignait tous ceux qui présentent des engelures, des parasites vers la peau abondants, un défaut d'harmonie dans les formes extérieures, l'arrêt ou l'excès de développement de celles-ci.

Les gens du peuple ont une série d'expressions, pour caractériser les scrophuleux : ils disent d'eux, qu'ils n'ont pas la chair saine, et que les écorchures, plaies, qu'ils reçoivent, ne se cicatrisent pas vite ou bien engendrent facilement un mauvais mal.

La scrophule mérite l'attention à un autre titre ; ainsi les études faites depuis le commencement du siècle, s'accordent toutes pour établir le plus grand rapprochement entre elle et la phthisie, ou pour parler simplement, il semblerait que les enfants scrophuleux ont beaucoup plus de chances de devenir phthisiques. Je vois d'ici l'effroi peint sur le visage de plus d'une mère, car les formes que je viens de citer, comme pouvant être revêtues par la scrophule, sont si nombreuses, qu'il n'est pas d'enfant au premier abord, qui ne paraisse, d'une manière ou d'une autre, prédisposé à la phthisie. Ils s'en faut qu'il en soit toujours ainsi : d'abord, tous les enfants scrophuleux ne deviennent pas nécessairement phthisiques ; ensuite, un enfant peut présenter une des maladies que nous regardons comme les formes différentes de la scrophule, et cependant, n'être atteint qu'à un degré facilement guérissable. En effet, il n'est pas de constitution défectueuse que l'influence d'un traitement hygiénique, institué de bonne heure et bien dirigé, ne puisse modifier, sinon guérir.

La scrophule se couvre souvent des apparences de la santé, et à la ville surtout, on rencontre des enfants qui frappent les regards par la fraîcheur du teint, et un léger embonpoint qui leur donne des formes séduisantes ; mais en les examinant de près, on aperçoit dans bon nombre de cas, au cou, des glandes ou des cicatrices, indices d'un état maladif, dont l'enfant garde le germe encore menaçant.

Ordinairement, avant de s'occuper du traitement, on établit quelles sont les causes qui ont amené la maladie : dans le cas présent, il n'est pas facile d'y arriver. La misère, le séjour dans des logements malsains ou mal éclairés, l'alliance consanguine des parents, et leur disproportion d'âge, paraissent y donner naissance : M. Ricord la considère comme une des formes de la syphilis héréditaire. On peut encore citer, bien qu'avec réserve, l'assertion d'un hygiéniste qui regarde la scrophule et la phthisie comme les fléaux des populations casanières, et qui rattache l'extension de la constitution scrophuleuse, à l'époque où les villes se sont multipliées davantage, où les habitations ont pris leur caractère actuel d'étroitesse et de spécialité, où la renaissance des arts et la culture des lettres ont créé plus d'habitudes sédentaires. Les enfants des riches n'en sont pas exempts, et elle est causée chez eux par l'inconduite antérieure ou les habitudes funestes des parents. Souvent ces habitudes n'exercent pas leur influence sur les descendants immédiats, et ce n'est qu'à la seconde génération qu'on peut en voir les résultats.

Une partie de ces causes se traduit d'une manière

constante par l'affaiblissement, et la disparition des classes aristocratiques de tous les états, fait sur lequel l'histoire ne laisse aucun doute.

Les aristocraties ne se perpétuent, ainsi que les races royales, que par l'introduction dans leur sein, d'individus tirés des classes moyennes. On a même avancé que, dans les classes riches et aristocratiques, la prédominance des naissances de filles sur celles de garçons, était un signe de cette décadence. Sans élever la question jusqu'à l'existence des classes aristocratiques, on peut dire que les grandes villes ne subsistent que par l'apport incessant, que verse dans leur sein, la population des campagnes. Paris, Londres, etc., ces cités monstres, qui dévorent tant de générations, ne subsistent que par la province ; et ce fait n'est pas particulier à notre époque. Les conquérants qui fondèrent, autrefois en Asie, ces grands empires dont l'histoire nous a fait connaître la destinée, mettaient à la soumission de certaines provinces, des conditions telles que celles-ci : Fournir un certain nombre de jeunes gens des deux sexes, remarquables par la beauté de leurs formes, et destinés à fortifier la population de ces antiques capitales qu'on appelait Thèbes, Memphis, Babylone, Suse, Ecbatane.

On voit par là, que si le séjour des grandes cités amène sous forme de scrophule, la dégénérescence en force des populations, la mort qui frappe plus fréquemment les enfants scrophuleux, joue dans les villes, le rôle de ce tribunal inflexible chargé à Sparte de décider si l'enfant nouveau-né devait vivre, ou si la faiblesse de sa constitution le désignait à la mort.

Malheureusement, en présence d'une maladie qui met l'enfant dans un état d'infériorité physique, quand elle n'est pas la source d'indispositions continuelles, la science médicale reste désarmée, ou en d'autres termes, elle n'a pas de traitement qui s'attaque corps à corps à la scrophule, et dont l'indication soit facile et claire. L'énumération complète des moyens employés jusqu'ici, ne servirait guère qu'à faire ressortir leur impuissance, c'est pourquoi je vais me borner à signaler les plus efficaces.

On doit mettre les enfants scrophuleux à une alimentation, composée autant que possible, de viandes rôties et de vin vieux. Matin et soir on leur fera prendre par cuillerées du sirop antiscorbutique, excellent médicament, peut-être trop négligé de nos jours, du sirop d'iodure de fer, ou bien de l'huile de foie de morue.

Au lieu d'huile de foie de morue, désagréable à prendre, difficile à digérer, le café, la boisson par excellence des pays chauds et humides, qui communique à l'économie une sensation de force et de bien-être vraiment extraordinaire, combat l'action des miasmes et prévient l'action des fièvres, de la diarrhée, le café noir pris avec ou sans sucre, ne pourrait-il être introduit à petite dose dans l'alimentation des enfants scrophuleux, appartenant aux classes pauvres, qu'on envoye le matin de bonne heure à l'école, ou de ceux qui vont aux fabriques?

Certaines eaux minérales sont encore recommandées contre la scrophule, à cause des principes iodés, bromures ou sulfurés qu'elles contiennent; mais l'emploi qui doit en être continué pendant quelque temps, n'est guère accessible qu'aux enfants des classes riches.

Néanmoins ces moyens, qui représentent la partie médicale du traitement, sont rarement efficaces, si l'on n'y joint un régime dont l'emploi patient peut retarder indéfiniment les manifestations de la scrophule, et modifier même jusqu'à un certain point la constitution. Pour obtenir un si beau résultat, il faut que les parents fassent le sacrifice complet de leurs goûts et de leurs préjugés; car il ne s'agit rien moins que de soumettre l'enfant, pendant toute sa jeunesse, à la vie au grand air, à l'exercice continuel, varié et à une nourriture simple, en un mot, à la vie du paysan. Assurément, il vaudrait mieux, si l'enfant était riche et si la chose était possible, le transporter dans un pays de montagnes, où l'air vif viendrait raffermir ses tissus et leur donner une vitalité plus grande. Il en serait de même, sous un

6*

climat sec et chaud, où la chaleur, l'insolation unis à l'exercice, en tirant l'enfant de son apathie, augmenteraient et durciraient chez lui la fibre musculaire, et amèneraient la sortie de tous ces liquides surabondants, auxquels les médecins ont donné le nom de liquides blancs, le public celui d'humeurs. De cette façon il serait possible d'affermir la santé de l'enfant et de rétablir, en partie chez lui, l'équilibre des formes si bizarrement détruit dans certaines variétés de la scrophule, comme le rachitisme.

Le même résultat peut être obtenu en transportant l'enfant au bord de la mer, dont l'air vif, pur, et chargé par la brise de principes salins, commence en dilatant les poumons, une transformation à laquelle viennent concourir la natation et les jeux sur la plage. C'est dans ce but que l'administration de l'assistance publique parisienne, inaugurait dernièrement à Berck, sur une magnifique plage, située près de l'embouchure de la Somme, un établissement destiné aux enfants scrophuleux de la capitale.

Tout en faisant la part, dans les bains de mer, de la composition chimique de l'eau, de sa densité considérable, de sa basse température et du mouvement continuel qui l'agite, je crois les succès qui lui sont dus, analogues à ceux qu'obtient l'assistance publique sur les enfants scrophuleux, qu'elle fait séjourner à la campagne où aux eaux de Pougues et de Forges.

L'emploi de toutes ces précautions est surtout urgent pour ces enfants frais, roses, qu'on voit étaler les apparences de la santé la plus florissante, mais sur lesquels plane le soupçon de la phthisie, pour ceux dont le père, la mère, où un ascendant est mort de cette cruelle maladie. S'ils sont dans une position peu aisée, il faut les occuper aux travaux de la campagne, en ayant soin de ne pas les astreindre à ce que ceux-ci ont de trop rude. Si au contraire, la position de la famille le permet, ne leur faites habiter que des climats doux et tempérés. Soignez-les comme des plantes délicates, jusqu'à ce qu'ils aient traversé l'époque critique qui sépare l'adolescence de l'âge adulte. Quand je parle de soins, je n'entends pas les élever dans du coton, les empêcher de se livrer à une occupation manuelle et ne les faire sortir que quand le soleil a déjà répandu dans l'air une douce température. Autant vaudrait la mort, qu'une vie aussi inutile pour eux qu'embarrassante pour les autres. Ce que je réclame, c'est la vie à la campagne, sous un climat convenable, et avec une nourriture presque aussi simple que celle de l'homme des champs.

Avant tout, il importe de les détourner de ces longues études qui ne conduisent de bonne heure aux carrières spéciales, qu'au prix d'une débilitation de l'économie dont seuls, les plus robustes peuvent se remettre. Est-il rien de triste comme les obsessions de certains parents, qui souvent insistent de bonne heure pour faire travailler de malheureux enfants, et par travailler, on entend qu'ils aient dans leurs cours des succès, une priorité qui flatte l'amour-propre des parents? Pour arriver à ce but, rien n'est négligé, caresses, présents, humiliations, menaces, et quand une maladie lente ou la mort vient frapper ces chétifs rejetons, les parents, au lieu du sort, ne devraient-ils pas en accuser leur imprévoyance!

Loin de moi la pensée qu'il faille laisser ces enfants dans l'ignorance, il s'agit seulement de sacrifier chez eux l'éducation littéraire à l'éducation physique, en d'autres termes, d'attendre le jour où leur intelligence plus libre et moins asservie aux liens d'un corps infirme, pourra se développer et prendre utilement tout son essor.

Le grand tort de notre éducation classique est l'unité de réglement ; on ne regarde pas si les travaux qui n'affectent pas les constitutions fortes, conviennent à certaines organisations grêles et impressionnables, chez lesquelles l'intelligence ne peut fonctionner sans que le développement du corps ne s'en trouve arrêté. Aussi, je voudrais qu'il y eût dans chaque collége ou lycée, à Paris surtout, une division spéciale d'enfants en bas âge, dits faibles de complexion. On ferait sortir chaque jour, ces enfants pendant deux heures environ, ce qui n'apporterait pas des entraves bien considérables à leurs études; et dans le but de dilater leurs poumons, par suite des aspirations plus étendues que cet exercice nécessiterait, on leur ferait gravir une montagne, s'il y en avait une dans le voisinage. A défaut de montagne, je voudrais qu'on les menât sur les bords de la mer, d'une rivière ou d'un canal, parce qu'en ces endroits l'air est plus vif.

L'affection scrophuleuse étant la forme la plus ordinaire sous laquelle se montre la faiblesse de constitution, à tel point que souvent ces deux dénominations sont prises dans le même sens, il importe de connaître l'influence qu'elle peut exercer sur la durée de la vie humaine.

Il est généralement admis en France, en Angleterre, en Allemagne, etc., que la vie moyenne de l'homme a augmenté si on la compare à ce qu'elle étâit, il y a un siècle par exemple ; d'un autre côté les faits paraissent prouver que la proportion de ceux qui arrivent à un âge avancé, est moins considérable qu'elle n'était jadis. Autrefois, les parents avaient beaucoup plus d'enfants que maintenant, et il leur importait moins d'en perdre quelques-uns : privés souvent des soins les plus nécessaires, un grand nombre de ces enfants mouraient dès la première et la seconde année, et il n'y avait que les plus robustes qui résistassent ; mais ensuite, la plus grande partie de ceux qui étaient arrivés à l'âge adulte, parvenait à la vieillesse. De cette génération d'autrefois, on pourrait dire ce que le prince Eugène Beauharnais, élevé lui-même dans la Sologne, disait des soldats natifs de ce pays, qu'après avoir résisté aux fièvres et à la mauvaise nourriture de leur pays, ils étaient bons à tout.

Aujourd'hui, grâce à l'aisance qui existe dans les habitations, et aux soins infinis qu'on prodigue aux jeunes enfants, on parvient à en faire vivre un grand nombre, que la faiblesse de leur constitution semblait désigner à la mort. Ces enfants délivrés des périls de la première jeunesse, atteignent sans trop de difficulté l'adolescence, et contribuent à élever de jour en jour le nombre d'années moyennes de chaque individu naissant. Mais une fois arrivés à l'âge adulte, la proportion de ceux qui meurent est énorme, et bien peu parviennent à un âge très-avancé. En somme, les enfants qui naissent à l'époque actuelle, ont plus de chances d'arriver jusqu'à l'adolescence et l'âge adulte ; tandis que les adultes en ont moins que dans les siècles précédents, de traverser l'âge mûr et d'atteindre la vieillesse.

Faut-il dire avec M. Bayard : « la fécondité des « mariages a diminué. La santé publique et les con-

« stitutions se détériorent ; les infirmités physiques
« et morales augmentent ; les générations actuelles
« s'abâtardissent et dégénèrent. Le rapport des ma-
« jeurs aux mineurs a cessé d'être ce qu'il était au
« XVIIIe siècle, les tables de mortalité de Duvillard
« et Deparcieux sont donc devenues défectueuses.
« La nation, par la perte journalière de ses forces
« vives, surchargée de vieillards et d'enfants, voit
« la misère publique s'accroître et marche rapide-
« ment à la décadence. »

De leur côté, les économistes n'ont-il pas raison
de s'écrier : Vous voulez imposer à la société un placement doublement onéreux puisqu'il est improduc-
tif et à fonds perdus ! Vous voulez préserver et
nourrir des enfants qui ne produisent rien, et qui
sont destinés à mourir à l'âge adulte, alors qu'ils
doivent commencer à produire.

A quoi attribuer ce changement dans les lois qui
règlent la vitalité humaine, si ce n'est à l'organisation vicieuse de la société ; à l'éducation, qui au lieu
de servir à élever des hommes forts, propres à supporter les orages de la vie, ne produit que des êtres
faibles ; à la révolution qui entraine les habitants
des campagnes vers la ville, où ils sont moissonnés
par l'industrie ; à l'industrie elle-même qui, prenant
ces jeunes corps à peine au sortir de l'enfance, les
use avant qu'ils n'aient atteint le développement
nécessaire.

De certaines affections particulières à la première enfance.

Quand la mort sévit sur l'humanité, elle ne se sert pas toujours pour cela des mêmes agents. Au siècle dernier ce rôle semblait acquis à la petite vérole qui décima l'enfance jusqu'au moment où l'œuvre de Jenner, la vaccination, vint diminuer le nombre des gens défigurés par la variole et mettre un frein à ses ravages. Un peu plus tard, ce fut la phthisie qui se chargea d'éliminer la partie la plus faible de la population. Enfin, de nos jours, la phthisie tendait à diminuer et à céder la place à la fièvre typhoïde, cette variole interne de l'adolescent et de l'adulte, quand il fut avéré que la mortalité allait s'exercer sous une forme nouvelle, celle de l'angine couenneuse, maladie terrible s'attaquant à la fois à l'enfant et à l'adulte, mais enlevant de préférence ceux qui sont désignés au fléau par la faiblesse de leur constitution.

L'angine couenneuse dont le croup n'était qu'un avant-coureur, a été comparée aux champignons qui se mettent sur les vieux bois des forêts, et certains esprits ingénieux ont même rattaché son apparition à celle de l'oïdium et de la maladie de plusieurs végétaux, entr'autres la pomme de terre, comme faisant partie d'un ordre de phénomènes identiques.

Citer la marche rapide de la maladie, c'est en même temps dire qu'il y a urgence de la combattre à son début; et le devoir des parents est de réclamer les secours de l'art, aussitôt qu'ils aperçoivent la moindre tache blanche au fond de la gorge de l'enfant. Je me plais ici à reconnaître qu'il n'existe aucune maladie, où le dévouement des mères ait été mis plus souvent en relief que dans l'angine couenneuse et le croup. L'opinion de la plupart des médecins, est même que le succès du traitement, quand il y a succès, doit être attribué aux soins intelligents et de tout instant de la mère. Aussi, à l'hôpital des enfants de Paris, les sœurs de charité avaient fini dans ces dernières années, par décerner entr'elles une couronne, et faire une petite ovation, à celle qui avait dans l'année, guéri le plus grand nombre d'enfants atteints de croup.

Les enfants en bas âge, lors même qu'ils ont perdu depuis longtemps l'habitude d'uriner dans leur lit, sont sujets à cet accident, dû en hiver à l'influence du froid, dont l'action paralyse momentanément le système nerveux qui garde l'orifice de la vessie. L'incontinence d'urine survient encore chez les jeunes sujets, qui sont dans un état de débilitation, soit générale, soit partielle, ou chez ceux que la profondeur du sommeil empêche de sentir le besoin d'uriner. Dans la crainte qu'il n'en résulte une habitude invétérée, il est indiqué de traiter énergiquement la maladie à son début, avant que la permanence ne soit établie.

L'enfant qui urine la nuit dans son lit, urine involontairement, par un acte automatique, et par conséquent, il ne saurait en aucune manière prévenir cet acte, dont il n'a pas conscience. Dans le cas où il y aurait de sa part une certaine paresse à se lever pour uriner, on pourrait compter sur l'efficacité des moyens moraux, tels que faire honte à l'enfant devant ses camarades, et sur celle des punitions qu'on inflige à cet âge. Dans ce cas encore il convient de réveiller plus ou moins fréquemment l'enfant pour le faire uriner, et tâcher par ce moyen de lui faire prendre l'habitude de se réveiller lui-même.

Si, comme on a fréquemment raison de le croire, la maladie tient à un état d'atonie, ou de débilitation, soit générale, soit partielle, le régime doit comprendre l'emploi des toniques, tels que les préparations ferrugineuses, les décoctions de quinquina, le bon vin, et une alimentation fortifiante, composée surtout de viandes noires et grillées. On y joindra des fomentations avec l'eau froide, sur les parties génito-urinaires, des bains froids et des bains aromatiques. Enfin, si la maladie résiste à ces divers moyens, il faudra en remettre le traitement au médecin.

Les engelures, communes chez les enfants, pour

qui elles deviennent parfois un véritable supplice, se montrent ordinairement chez ceux qui sont d'une constitution lymphatique, et dont la chair, en raison du peu de vivacité de la circulation, est blanche et molle. Chez eux, les mains et les pieds doivent de bonne heure être garantis du froid par la laine. Contre un mal qui dépend de la constitution et des occupations du sujet, il n'y a pas de remède souverain, mais une foule de remèdes, plus ou moins efficaces, agissant tous par les substances astringentes et calmantes qu'ils renferment. Parmi les eaux, pommades, baumes, etc., qu'on prône contre les engelures, je recommanderai le vin tiède en lotions au début, ou les frictions avec le baume opodeldoch, et enfin le pansement avec la glycérine au tannin quand elles sont ulcérées.

Sept ans, âge où finit la première enfance et où commence la seconde, marque une époque critique pour l'enfant. Le squelette, ou autrement dit le système osseux, prend un développement plus considérable. Les dents, qui étaient proportionnées à la forme et à l'étendue des mâchoires, sont devenues insuffisantes ; elles tombent pour être remplacées, et l'enfant se trouve pourvu de solides mâchoires, aux fortes molaires et aux canines profondément insérées. Toutes les parties de son cerveau se sont complétement formées ; à la perception, puis à l'attention, il joint maintenant la réflexion. Le sentiment du juste et du beau est entré dans son esprit, et son intelligence, suffisamment développée, le met à même d'établir des jugements. Un enfant de sept ans avait ramassé sur le pavé du temple de Diane d'Ephèse, une feuille d'or, tombée de la tunique de la statue. Fallait-il, suivant une loi sévère, le condamner à mort, ou mettre ce sacrilége sur le compte de l'irréflexion? Les juges indécis lui donnèrent à choisir, comme par hasard, entre un fruit et une pièce de monnaie. L'enfant s'étant jeté sur la pièce, les juges lui déclarèrent assez de raison pour être coupable, et il fut mis à mort.

Avec les premières apparitions du sens moral, l'enfant perd fréquemment une partie de la grâce et de l'abandon du jeune âge, ses paroles sont moins vives, son imagination comme voilée. Il est souvent embarrassé, timide devant le monde, à tel point que certains parents éprouvent une crainte sérieuse que l'esprit de leur enfant n'ait disparu pour toujours. Il n'en est rien, et on doit plutôt considérer cela comme une des premières apparitions de la raison, une de ces lueurs dont elle éclaire l'enfant, en lui faisant entrevoir l'inanité du rôle qu'il jouait jusqu'alors, et celui plus noble que la liberté et l'intelligence lui préparent dans la vie.

Plus tard le même phénomène se montrera, quand, à une époque plus critique encore, le développe-ment de nouveaux organes concordant avec de nouveaux besoins, viendra déchirer le voile qui lui restait sur les yeux. Les étrangers, à ces deux époques, ont souvent plus de part que les parents à la confiance de l'enfant, qui, par une sorte de pudeur, semble cacher à ces derniers, dont il connaît l'habileté à lire dans sa pensée, le changement tout nouveau qui s'est opéré en lui.

LIVRE III.

SECONDE ENFANCE.

L'enfant, dit le poète Wordsworth,
est le père de l'homme.

Parmi les scènes variées, que le hasard met parfois sous les yeux d'un voyageur, il n'en est pas de plus riante et de plus instructive, que celle d'un rassemblement d'enfants, prenant leurs ébats à l'entrée d'une ville ou d'une bourgade. L'aspect de ces figures animées par le jeu, cause toujours une impression indéfinissable ; on y trouve le peuple en miniature, pris au naturel, sans caractère d'emprunt. L'étranger, s'il est artiste, examine au point de vue de l'esthétique, et prend là des sujets de tableaux ; s'il est observateur, d'un coup d'œil il juge l'état sanitaire de la population, étudie la constitution générale, les types, les habitudes, et, séparant le type général des irrégularités qui le masquent souvent, remonte par la synthèse jusqu'à l'origine de la race. C'est ainsi qu'à plusieurs reprises, dans le cours d'un long voyage, j'ai eu le bonheur d'avoir sous les yeux des scènes de ce genre, scènes que je n'oublierai jamais, tant à cause du charme particulier à chacune, que du cadre qui les entourait.

A Varna, je me trouvai, au moment où je débarquais, environné d'une multitude d'enfants qui jouaient sur la plage, et dont le teint blanc et rose, le costume bigarré des plus éclatantes couleurs, les cris joyeux, formaient, sur une plus grande échelle, la reproduction du tableau si connu, de Decamps, la sortie de l'école.

A Bethléem, une population d'enfants au teint bronzé, aux yeux brillants comme des escarboucles, remplissait la place au moment où je la traversai, et prenait ses ébats devant une réunion de vieillards aux traits bibliques. Je ne pouvais songer à établir leur filiation directe avec la race antique dont ils occupent la place, mais je fus frappé de leur voir un cachet et une constitution à part, différents de ceux qu'offrent les populations du voisinage.

Enfin, à Tivoli, je fus plus heureux, et je retrouvai dans un groupe de jeunes filles, revenant de la fontaine, le type romain dans toute sa pureté.

Parler des Juifs et des Romains après tant de temps écoulé, et quand leur pays a été le champ de bataille de toutes les nations modernes, n'a rien qui doive surprendre, si l'on réfléchit que les travaux éthnologiques les plus récents, ont démontré d'une manière irrécusable, que l'influence du climat et du sol, tend à donner la même conformation à toutes les races qui se succèdent dans une contrée.

Du Tempérament.

> Galien prétendait que la connaissance parfaite des tempéraments l'égalerait aux dieux.

L'enfance, plus que tout autre âge de la vie, est caractérisée par un admirable travail de composition et d'accroissement, qui, pour être incessant, n'est pas le même chez tous les enfants. Des différences qu'il présente, naissent la force ou la faiblesse de certains organes, et par conséquent, des fonctions qu'ils exécutent. Il en résulte que chaque enfant a sa nuance, son type, sa spécialité d'être, qui n'est qu'à lui, ne réside que dans sa propre contexture organique.

Pour être à même d'apprécier chaque phase de cette évolution, et de juger dans quelles conditions se fait le travail de la nature, il est nécessaire de savoir ce qu'on doit entendre par tempérament, expression qui fait déjà partie du langage ordinaire, où elle est souvent détournée de son sens réel.

Le tempérament est la forme sous laquelle la santé se manifeste extérieurement. On pourrait dire encore, que cette expression sert à marquer la différence entre les principales manières d'être de l'économie. Qu'est-ce, en effet, que l'art du physionomiste, cet art que Lavater avait poussé à un si haut degré de perfection? Tout simplement l'étude du tempérament, dont les manifestations et les tendances se reflètent parfaitement sur le visage.

Les médecins s'accordent à reconnaître qu'il y a deux substances qui dominent toutes les autres dans la charpente humaine, le sang et le fluide nerveux, le sang et les nerfs, comme on dit encore sur la place publique; mais, dans beaucoup de cas, le sang modifié, appauvri, partage ses fonctions avec un liquide blanc ou lymphe. De là, tempérament sanguin, lymphatique, nerveux, suivant qu'on veut indiquer la prédominance de chacun de ces trois systèmes.

L'élément sanguin a une telle importance dans l'entretien de la vie, que je vais décrire en quelques mots, l'admirable système de la circulation du sang. Ce liquide part du cœur, renfermé dans un canal, qui, semblable à un arbre immense, va se ramifiant à l'infini, et dont les dernières divisions forment un réseau merveilleux dans la trame des tissus et à la surface de la peau, d'où le sang est ramené par les veines à son point de départ. Ces dernières ramifications, appelées encore circulation capillaire, parce que le sang y circule dans des rameaux impénétrables aux cheveux les plus fins, opèrent la vivification du sang et donnent à la peau une coloration chaude et animée. On conçoit que plus cette circulation capillaire est parfaite, soit dans les organes profonds, soit à la périphérie du corps, et plus la santé est riche et belle, plus la peau est unie, lisse et uniforme de couleur. A cette circulation on doit encore rapporter la rougeur subite de certains enfants, quand on les regarde ou quand on leur fait la moindre observation. L'existence, chez un individu, d'une circulation du sang, active, riche en globules, constitue le tempérament sanguin, celui qui convient le mieux pour entretenir dans les fonctions, la régularité, caractère essentiel de leur exercice. Avec ce tempérament, la sensibilité, l'intelligence, les passions, sont développées dans de justes proportions, de manière à former l'équilibre le plus propre à la durée de la vie et au maintien de la santé. Les sensations, presque toujours vivement perçues, durent peu et le souvenir s'en efface avec facilité. Il ne présente pas ces alternatives d'exaltation et d'affaissement qui sont le propre du tempérament nerveux, aussi on peut dire que c'est le tempérament type, celui avec lequel la vie est la plus agréable et la plus facile.

Heureux les enfants qui possèdent un tempérament sanguin, la force est leur partage, les maladies viennent rarement les assaillir et ils ne connaissent guère que des indispositions. S'accommodant de tout avec facilité, ils répandent autour d'eux comme un parfum de vie, de gaîté et de franchise ; ce sont les boute-en-train de la société enfantine et souvent ses chefs, comme l'enfance d'Alcibiade, de Caton et celle de Cicéron nous en fournit des exemples. Le tempérament sanguin était encore celui des élèves de Chiron et d'Aristote ; Rousseau le prête à son Émile ; enfin je pourrais citer l'exemple célèbre d'Henri IV enfant, dont la gaîté et la gentillesse, avaient, malgré la différence de religion, séduit l'humeur farouche de Catherine de Médicis.

Le tempérament sanguin héréditaire est ordinairement celui des peuples habitant les climats froids et secs, et on peut le considérer comme le tempérament général de la nation française. Peut-être, est-ce tout simplement dans une condition toute climatérique, qu'il faut chercher la raison de ce caractère national, qui nous place au premier rang des peuples civilisés, pour la culture des arts et des sciences, ainsi que pour la valeur militaire.

Ce qui tendrait à le prouver, c'est que déjà à son séjour dans les Gaules, César avait été tellement frappé de voir les Gaulois si gais, si curieux et si volages, qu'il avait donné à une légion composée de Gaulois, l'Alouette pour emblème.

Mais ce même sang qui chez certains enfants, produit la vivacité des mouvements et l'énergie, la force de la pensée et la variété des images, paraît chez d'autres à peine entretenir la vie, tant il leur communique une allure paresseuse et un esprit lourd. En un mot, avec le tempérament lymphatique, car c'est lui auquel je fais allusion, existe un sang pauvre en globules et une circulation capillaire peu développée. Certains auteurs du siècle dernier le caractérisaient d'une manière plus compréhensible pour tout le monde, en disant qu'il y avait surabondance des liquides blancs de l'économie. Le tempérament lymphatique s'accompagne souvent d'un défaut de proportions des diverses parties du corps, ou d'un vice de conformation. Les dents sont tardives et se carient prématurément. La peau est pâle, décolorée, le teint blafard, ou bien au contraire d'une blancheur éclatante qui fait ressortir la coloration rouge de certaines parties ; mais cette coloration est par plaques plutôt roses que rouges et bornée aux joues ou même aux pommettes. Les cheveux sont peu abondants, plus souvent blonds ou roux que châtains, et rarement noirs. Les lèvres sont grosses et saillantes, les yeux ordinairement bleus, les ailes du nez épaisses et écartées. Les muscles sont grêles, les chairs molles, toutes les fonctions paresseuses. L'intelligence et surtout l'imagination ont peu de vivacité.

Le tempérament lymphatique est le produit de la misère, de la malpropreté, des habitations insalubres, du défaut d'exercice chez les gens fortunés, des excès de tout genre. Il fournit ces tristes générations qui peuplent les quartiers pauvres des grandes cités, ou qui traînent une vie languissante aux eaux des Pyrénées et sur les rivages d'Hyères, de Nice et de Madère. Le contingent qu'il fournit à la mortalité est si considérable qu'on ose à peine l'évaluer.

Le tempérament nerveux, le plus rare des trois, est produit par la prédominance d'action de l'influx nerveux. Les enfants qui en sont revêtus ont la taille médiocre, le visage expressif et mobile, l'œil vif, la fibre musculaire grêle. Chez eux, la force nerveuse tend à amener l'affaiblissement de la puissance musculaire, si celle-ci n'est frappée dès l'origine, d'une débilité sans remède. Les digestions sont longues, difficiles. Les enfants ont une sensibilité exquise, mais irréfléchie, exagérée, toujours en dehors de la réalité ; c'est là le feu de paille, comme l'a comparé avec raison le bon sens populaire. Saint-Bernard, Pic de la Mirandole, Pascal, sont les échantillons les plus célèbres de ce tempérament, qu'on rencontre surtout chez les enfants des villes qui appartiennent aux classes élevées, et qu'on retrouve dans la plupart des contrées méridionales.

La bile vient quelquefois partager l'influence du système nerveux sur l'économie, et forme une variété beaucoup plus rare de tempérament nerveux-bilieux.

D'après ce que je viens d'énoncer, on pourrait croire que, chez tous les enfants, ces divers tempéraments existent d'une façon tranchée, et que prenant par exemple un groupe d'enfants, il n'y a qu'à le partager en trois catégories bien distinctes. La chose n'est pas aussi facile, et je vais montrer d'où vient la difficulté.

La chimie admet en principe que les transformations pour s'opérer, les combinaisons pour se faire, ont besoin que les diverses substances soient dissoutes dans des liquides. C'est pourquoi, dans la première partie de l'enfance, avec une force vitale à son maximum, la circulation est si active et la lymphe si abondante. Grâce aux sucs qui les abreuvent, aux matériaux plastiques dont elles sont infiltrées, toutes les parties du corps croissent et se développent, tous les tissus tendent à se perfectionner. Cette surabondance de fluides imprime à la constitution de l'enfant une apparence lymphatique qui n'est que passagère, et dont chaque progrès dans la vie fait disparaître une partie.

L'appareil circulatoire à sang rouge qui, chez les jeunes enfants, fonctionne d'une manière peu marquée à côté de l'appareil lymphatique, finit, pendant la seconde moitié de l'enfance, par balancer l'influence de celui-ci, puis la dominer et, chez certains enfants, presque l'anéantir. A ce moment, les différences qui séparent les tempéraments sanguins et lymphatiques, commencent à se montrer aux yeux exercés; en attendant qu'avec l'approche de la puberté, elles deviennent sensibles pour tous.

D'un autre côté le système nerveux, qui chez les tout jeunes enfants a un volume considérable, exerce une influence tyrannique et de chaque instant. C'est à lui qu'il faut rapporter la rapidité et en même temps la manière irrégulière dont s'exécutent toutes les fonctions; on lui doit aussi ces accidents nerveux subits, ces accès convulsifs d'aspect effrayant, qui viennent porter le trouble dans les familles et dont s'accompagne, chez les enfants, la moindre indisposition. A mesure que les années s'accumulent sur la tête de l'enfant, cette prépondérance du système nerveux diminue, l'action qu'il doit exercer sur les muscles se consolide, se régularise, et, vers l'approche de la puberté, elle est réduite à de justes limites; excepté chez les enfants qui sont appelés à avoir un tempérament nerveux et chez lesquels elle reste toujours dominante.

En résumé, les nerfs, et la lymphe ou le sang blanc, exercent à titre égal, leur influence sur la première moitié de l'enfance; puis, la circulation sanguine se modifiant, l'enfant acquiert le tempérament sanguin, sauf les cas où les systèmes nerveux et lymphatiques ont tellement imprégné la constitution, que le tempérament de l'enfant reste ou nerveux ou lymphatique.

Ordinairement on trouve de bonne heure, dans la manière d'être de l'enfant, dans ses qualités et presque dans ses défauts, les indices qui permettent de préjuger son tempérament futur.

C'est ainsi que voyant deux enfants du même âge, dont l'un est d'une santé florissante, bouillant d'ardeur, d'une activité qui s'emploie dans des jeux continuels sans jamais s'épuiser, tandis que l'autre est souffreteux, lent dans ses mouvements et toujours disposé à invoquer la protection d'autrui, on pourra sans hésiter, assigner au premier le tempérament sanguin, et au second le tempérament lymphatique; enfin un troisième, par sa vivacité, la délicatesse et la spontanéité de ses impressions, fera pressentir un tempérament nerveux.

Souvent il arrive que, même au moment où l'enfance va finir, ces divers tempéraments ne se montrent pas d'une manière tranchée. Il peut en résulter un tempérament mixte, tel que le sanguin-lymphatique ou le nerveux-lymphatique, ce dernier, assez répandu dans les villes, est ordinairement celui de la majorité des jeunes filles et des femmes.

Dans les cas où la différence des tempéraments est bien tranchée, un certain développement du système musculaire ne réduit point nécessairement l'activité du système nerveux, de même que l'influence prépondérante de ce dernier n'entraîne nullement l'annihilation de l'action musculaire. Les facultés intellectuelles et morales peuvent jeter un vif éclat dans une organisation puissante en même temps par l'énergie musculaire.

Tout cela est-il donc immuable, et ces diverses constitutions sont-elles comme un vêtement que l'homme apporte en naissant, vêtement différent suivant le hasard de la naissance, et dont il ne peut se débarrasser? Non. Tout est réglé ici-bas suivant des lois éternelles infiniment sages, et si parfois l'œil rencontre quelque chose qui choque, soyez sûrs que l'homme a passé par là, et qu'à lui, sont dues les modifications apportées au plan primitif de la nature.

La science s'accorde à reconnaître que l'humanité entière sort d'un seul homme, ou sinon d'un petit nombre d'hommes; en même temps tout fait présumer qu'il y a eu primitivement identité sous le rapport de la constitution, et que nos premiers parents appartenaient à un type unique, devant beaucoup se rapprocher de celui qu'on remarque chez les individus vivant à l'état sauvage, c'est-à-dire du tempérament sanguin.

Plus tard les climats différents, les excès, les passions, la vie renfermée, amenèrent dans la constitution primordiale des changements, imprimèrent aux actes de l'organisme des oscillations telles, qu'il en résulta un déplacement de forces et de sympathies. L'appauvrissement du sang par la diminution du nombre de ses globules, et le ralentissement de la circulation, transmis par certains individus à leur descendance, furent par la continuité des mêmes influences, l'origine du tempérament lymphatique. De même au séjour des villes, à la mollesse, au désœuvrement et aux excès est dû le tempérament nerveux.

A quelques exceptions près, on hérite du tempérament des auteurs de ses jours ; on est enclin aux mêmes maladies, aux mêmes affections. Il y a plus, quand les parents, dont ils sont issus, ont poussé loin leur carrière, il existe une grande probabilité de longévité pour les enfants, toutes choses étant égales d'ailleurs. On doit admettre encore comme principe fondamental, que chez un individu, la constitution primordiale, celle qu'il a reçue de ses parents, peut être modifiée par le genre de vie, mais non complétement détruite. Par conséquent, ceux qui, en se livrant à des excès, ou par suite des nécessités de la vie, voient leur santé affaiblie, ne perdent pas eux-mêmes la constitution qui leur est propre, et c'est sur leurs enfants que se montre la dégénérescence dont je viens d'indiquer les causes. Par contre, et comme il est beaucoup plus en notre pouvoir d'appauvrir le sang que d'en accroître la richesse, ceux qui, par leur mauvaise constitution, occupent le bas de l'échelle sanitaire, ne peuvent, en suivant le régime le plus convenable, et s'entourant de soins journaliers, changer leur constitution et douer leurs enfants d'un tempérament sanguin, s'ils sont eux-mêmes d'un tempérament lymphatique ; seulement la santé de leurs enfants, en admettant les circonstances les plus ordinaires, sera en voie d'amélioration.

La preuve de cette nécessité d'une transition nous est fournie par l'étude des mœurs et de l'acclimatement des animaux domestiques. On échoue souvent quand on veut préparer un individu, tandis qu'on réussit ordinairement pour préparer une race? Affermir la santé d'un individu faible, c'est le devoir présent ; l'unir à un autre individu d'un sang riche, c'est le devoir envers l'avenir. La providence elle-même nous montre la voie, toutes les fois qu'elle permet qu'une nation dégénérée soit conquise par un peuple plus fort, qui devient chargé d'infuser au premier, avec un sang plus riche, des mœurs plus sévères et la foi en l'avenir. Aux Romains de la décadence devaient succéder, suivant la loi naturelle, les hordes barbares de la Germanie, dont le sang avait encore toute sa richesse et sa pureté.

Les aristocraties, qui ne s'allieraient qu'entr'elles, ne subsisteraient pas longtemps, et bien leur arrive, en ouvrant leurs rangs à des individus d'une classe inférieure, d'opérer ces croisements, qu'une grande dame du siècle de Louis XIV, appelait un peu cyniquement, fumer ses terres. Dans le règne végétal, les choses se passent de même, et M. Vilmorin, voulant régénérer l'espèce de ses arbres à fruits, n'a trouvé rien de mieux que de recourir à la sève de l'arbuste sauvage.

Malheureusement, la manière étrange dont on comprend de nos jours la vie sociale, et l'importance chaque jour croissante accordée à l'argent, dans les combinaisons matrimoniales, me font déplorer l'abandon où on laisse, non pas le mariage d'inclination, mais le mariage le plus raisonnable et le plus naturel, c'est-à-dire celui qui serait basé sur les vrais besoins de la vie actuelle, et sur les moyens d'assurer la reproduction de la race, dans de bonnes conditions.

On a dû voir que toutes mes sympathies étaient acquises au tempérament sanguin, celui que je regarde comme le plus naturel, et celui avec lequel la vie est la plus agréable et la plus facile. Faut-il, en raison de cette préférence, demander qu'on ramène toutes les constitutions à un seul et même type? Je ne serai pas si exigeant et me bornerai à indiquer par quels moyens on peut corriger ce que présentent de contraire à une bonne santé, les tempéraments exclusivement nerveux et lymphatiques. En ce qui concerne le premier, il s'agit de réfréner la force nerveuse en la transformant par le travail manuel qui tue les nerfs, pour employer une expression caractéristique, en même temps qu'il fait diversion à la fatigue du cerveau. On y joindra un régime doux, régulier, et l'exercice prolongé en plein air. A l'égard du lymphatisme, il y a deux indications à remplir; la première, d'éloigner le sujet de certaines conditions défavorables, telles que l'absence de radiation solaire, un air confiné, une alimentation défectueuse; la seconde, de stimuler la circulation du sang par l'emploi, continué pendant longues années, de l'hydrothérapie et de la gymnastique.

Surveiller ainsi l'existence entière d'un enfant, paraîtra bien long à certains lecteurs, et cependant ce serait plutôt le cas d'admirer le pouvoir de l'hygiène, qui, dans un temps relativement court, trouve moyen d'atténuer les défauts d'une constitution excessive, et presque créer de toute pièce un

tempérament. « Toute voie qui nous mènerait à la
« santé, ne peut se dire ni âpre, ni chère. »

(MONTAIGNE.)

Aération, Insolation, Température.

A mesure que les enfants avancent en âge, ils
ont besoin d'une chambre d'autant plus vaste et
aérée, qu'ils sont plus vigoureux et larges de poitrine. Un seul homme, une seule famille, s'expose
autant à résider dans un logement trop étroit, mal
aéré, qu'à se mêler à la foule qui remplit de son
méphitisme certaines salles de bal ou de spectacle ;
c'est ce qu'on peut appeler l'encombrement individuel, l'infection de l'homme par lui-même, vu la
disproportion du cube d'air dont il dispose, avec
les besoins de la vie dans un temps déterminé.

Qui n'est jamais entré dans une de ces classes
où, comme il arrive surtout à Paris, on rassemble
un nombre d'élèves, peu en rapport avec l'exiguité
du local ? En y pénétrant, on est frappé d'une
odeur fétide qui prend à la gorge, et du manque
absolu d'air respirable. Espérons qu'un jour viendra où l'attention publique se portera sur ce point
important. La vie des jeunes gens en bonne santé
n'est pas moins précieuse que celle des malades ; et
puisque dans les hôpitaux modernes on ne construit
pas de salles contenant plus de vingt à vingt-cinq

lits, je voudrais qu'il en fût de même pour les dortoirs et salles d'études des jeunes élèves ; et si la discipline ne le permettait pas, que du moins l'air leur fût plus largement dispensé.

Le résultat le plus utile, de cette fièvre de démolition et d'édification qui règne dans Paris et beaucoup de villes, est assurément une plus libre circulation de l'air. Il s'en est suivi, bien qu'en général, les habitations nouvelles ne vaillent pas les anciennes sous le rapport de la hauteur des plafonds, une diminution notable dans la mortalité de la ville de Paris, mortalité qui, de 1 sur 38 est tombée à 1 sur 41 individus, depuis dix ans, c'est-à-dire depuis qu'on démolit et qu'on reconstruit.

Je croirais volontiers, qu'au défaut d'air et de soleil, il faut rapporter cet état de langeur, de faiblesse, de souffrance relative, dans lequel vivent la plupart de ceux qui habitent les villes populeuses, et que M. Bourguignon décrivait sous le nom de *Malaria urbana :* « C'est en effet, à la malaria
« urbana qu'il faudrait attribuer le dépérissement,
« puis au bout de quelques siècles, l'anéantisse-
« ment de la population parisienne, si la province
« ne la renouvelait pas sans cesse, en envoyant an-
« nuellement au minotaure ce qu'elle a de plus beau
« parmi les femmes et de plus robuste parmi les
« hommes. Cette malaria frappe sur tous les âges ;
« mais ce sont principalement les enfants nés à

« Paris, et ceux qui y sont amenés dès leur tendre
« enfance, qui en ressentent les funestes influences.
« Chez l'enfant, elle a pour caractères, la blan-
« cheur terne et plombée de la peau, la bouffissure
« ou la maigreur des chairs, une croissance trop
« rapide ou trop lente, la précocité de l'intelligence
« ou l'hébétude, la débilitation de l'économie et
« l'exaltation nerveuse qui en est le plus souvent la
« conséquence, enfin le lymphatisme, la scro-
« phule, etc.

L'utilité de l'insolation pour les enfants, devient
plus importante, à mesure qu'en avançant en âge,
il en sont privés par leurs études ou les nécessités de l'atelier. Ce besoin leur est du reste
commun avec la plupart des plantes et des animaux, dont on peut à volonté accélérer ou arrêter
le développement, en les soumettant à la lumière
ou en la leur soustrayant. M. C. Dupin a trouvé,
en comparant deux départements de Normandie,
et deux d'Alsace, que dans ces derniers, où la journée des enfants et des adolescents, ne dépasse
guère 13 à 14 heures, on obtient un contingent de
10,000 soldats, en réformant (c'est-à-dire en
exemptant) 6,822 sujets infirmes, tandis que, dans
les deux premiers (Eure et Seine-Inférieure, où la
journée des enfants s'élève à 14, 15 ou 16 heures
par jour, il faut en réformer 15,528, près du
triple.

La population méridionale de la France présente une conformation plus régulière et plus belle que ne l'est celle des départements du nord. On peut même dire que, dans les climats où la nudité n'est pas incompatible avec la santé, l'exposition de toute la surface du corps à la lumière est très-favorable à l'évolution régulière du corps. Dans les pays tropicaux, la sécheresse des formes et, en général, leur grande régularité, accompagnent chez l'homme le teint coloré de la peau. Enfin de Humbolt, après avoir rapporté que pendant un voyage de cinq ans, en Amérique, il avait vu des milliers de sauvages sans avoir jamais observé chez eux une seule difformité, conclut en disant : je ne puis croire qu'il faille faire dépendre uniquement les difformités du corps, les déviations, du progrès de la civilisation, de la mollesse de la vie et de la corruption des mœurs, sans tenir compte de l'absence d'insolation.

Quelle que soit la multiplicité des causes auxquelles il faille rapporter les déviations et difformités dont je viens de parler, on ne saurait douter que le défaut d'une lumière suffisante, fasse partie des causes extérieures qui produisent ces déviations de forme, dans les parties molles et dures, chez les enfants affectés de scrophule.

Les enfants supportent d'autant mieux le froid qu'ils ont un âge plus avancé. La facilité de réagir contre lui est surtout marquée chez ceux qui, avec toutes les apparences d'un tempérament sanguin, ont la fermeté des chairs, la coloration de la peau, la souplesse des mouvements et la gaîté de l'esprit, avantages qui, du reste, accompagnent ordinairement la vivacité de la circulation. Aussi Larrey a-t-il pu faire remarquer, à la suite de la campagne de Russie, que les sujets bruns et d'un tempérament bilieux-sanguin, presque tous du midi de l'Europe, avaient résisté plus que les sujets blonds, d'un tempérament phlegmatique et presque tous du nord, aux effets du froid rigoureux.

Le roi Agésilas observait jusque dans la décrépitude, les mêmes habitudes en hiver comme en été. Ce fut aussi l'usage de Newton pendant toute sa vie, et il a vécu quatre-vingts ans. César, dit Suetone, marchait toujours devant sa troupe, et le plus souvent à pied, la tête découverte, soit qu'il fît du soleil ou qu'il plût ; et autant en pourrait-on dire d'Annibal.

De nos jours, les habitants de la Nouvelle-Zélande, dont la dépopulation marche rapidement malgré l'absence de maladies et de mauvaises habitudes, reprochent aux Anglais de les avoir rendus sensibles au froid, contre lequel ils ne peuvent se garantir par des vêtements, comme au temps, où tout nus, leur peau était, disent-ils, plus épaisse et plus aguerrie au froid.

Nos mœurs actuelles nous rendent impossibles ces habitudes, je l'admets sans peine, et je ne les ai citées que pour montrer jusqu'où peut aller l'accoutumance au froid. Nous voyons encore par l'exemple de beaucoup d'individus appartenant aux classes laborieuses, que ceux qui vont et viennent constamment au vent, au soleil, à la pluie, éprouvent à peine le besoin de changer leur mode d'habillement, quelle que soit la saison. Robertson ne veut pas que la température des chambres à coucher, destinées aux enfants, dépasse dix degrés, et celle des pièces de réception quinze à dix-huit degrés. On peut en effet, rattacher au séjour dans des appartements trop chauds, un grand nombre de ces cas de pâleur et de débilité générale que l'on observe chez des jeunes gens appartenant aux diverses classes de la société. Dans beaucoup d'ateliers par exemple, on voit de pauvres enfants obligés de travailler des journées entières dans une atmosphère humide ou trop chaude, dont l'air, chargé souvent de poussière malfaisante, n'est jamais renouvelé. En sortant de là mal vêtus, ils sont soumis à des courants d'air froid qui engendrent des rhumes et diverses affections de poitrine.

Nourriture.

> On lit dans les Proverbes : Ne sois
> point avec les avaleurs de vin, ni avec
> les gourmands de viande, car l'avaleur
> de vin et le gourmand de viande se-
> ront appauvris, et le long dormir fait
> qu'on porte des robes déchirées.
>   BIBLE.

Pourvu qu'ils maintiennent le corps en état de santé, peu importe la nature des aliments. Je ne ferai même pas à cet égard de restriction dans le genre de celles dont parle Aristophane, qui prétend qu'à l'époque où les mœurs d'Athènes avaient toute leur pureté, on ne permettait aux enfants de manger, ni raifort, ni le fenouil réservé aux vieillards (comme aphrodisiaque), ni céleri, ni poisson, ni grives.

On peut caractériser les aliments en disant qu'on fait du travail avec la viande, et qu'elle est d'une digestion facile, mais que son usage exclusif a l'inconvénient d'amener une tendance à la congestion et à l'échauffement du ventre. Les légumes, au contraire, quoique d'une digestion difficile, sont rafraîchissants à cause du ligneux ou, autrement dit, de la trame cellulaire qui en forme la charpente, et n'est pas susceptible d'être absorbée : celle-ci, en passant par l'intestin, agit d'une manière un peu purgative et facilite les selles. Enfin, le vin a une action tonique excellente; de plus c'est un aliment complet, contenant, sous un petit volume, toutes les substances nécessaires à la vie et à la réparation des organes fatigués.

Aux constitutions molles, lymphatiques, prédisposées au relâchement du ventre, conviennent les aliments toniques, l'usage du vin vieux; tandis qu'une nourriture opposée contribue à entretenir la liberté du ventre chez les bilieux et les sanguins, tourmentés par une constipation habituelle.

En fait d'alimentation, l'abus doit surtout être évité, et il peut résulter, toutes les fois que la ration est trop abondante, ou bien encore la ration n'étant pas excessive, si la combustion (on admet que l'homme en respirant brûle une partie des aliments absorbés) ou la perte des forces, sont au-dessous de ce qu'elles devraient être. Hippocrate avait résumé la question dans cet aphorisme : Il ne suffit pas pour se bien porter de prendre des aliments, si le corps ne travaille. La nourriture et le travail exercent chacun des forces opposées, qui doivent agir à leur tour et qui concourent également à faire la bonne santé.

L'état de pléthore qui survient chez les enfants après une alimentation trop riche, n'est pas encore la maladie, mais il la précède, et s'accompagne le plus ordinairement d'une foule d'indispositions, telles que l'échauffement du ventre sous forme de

constipation et de diarrhée, des éruptions de boutons, des saignements de nez, des maux d'yeux et
de tête, etc. Du reste, l'opinion d'un de nos plus
savants physiciens, M. Regnault, est qu'on se nourrit trop en France, dans les classes aisées de la
société. Il n'entend pas dire qu'on abuse sous
le rapport de la quantité ; mais que le régime est
trop animal, et par là même trop substantiel en
raison du peu de forces dépensées.

A Sparte, les repas étaient réglés de manière que
les jeunes gens apprissent à ne pas se charger l'estomac et à souffrir la faim. On estimait que des
hommes ainsi élevés, dans l'occasion supportent
plus aisément la fatigue sans prendre de nourriture ; à la guerre, ils pouvaient, suivant les ordres
de leurs chefs, vivre plus longtemps avec une mo-
dique ration, et se contenter sans peine des mets les
plus grossiers. Leur brouet noir (sorte de potage)
était le mets que préféraient les Lacédémoniens.
Un roi de Pont acheta exprès un cuisinier Lacédé-
monien pour qu'il lui en apprêtât ; mais lorsqu'il
en eut goûté, il le trouva très-mauvais. « Prince,
« lui dit le cuisinier, avant de manger ce brouet, il
« faut s'être baigné dans l'Eurotas. »

La recherche dans les aliments doit encore être
bannie de l'éducation d'un enfant. Horace parlait
ainsi, dans une de ses satires, des vices que les
parents eux-mêmes enseignent et transmettent à

leurs enfants. « Et cet autre enfant, qu'espérer de
« lui, quand il aura appris d'un disciple à barbe
« grise, son maître en gourmandise, l'art de pré-
« parer les truffes et d'accommoder à la même
« sauce les champignons et les becfigues? A peine
« la septième année de cet enfant sera-t-elle
« écoulée, n'eût-il pas encore renouvelé toutes ses
« dents, missiez-vous à ses côtés cent précepteurs
« austères, il n'en soupirera pas moins après une
« table délicate, et ne consentira jamais à dégé-
« nérer de la maison paternelle. »

De bonne heure il convient de faire prendre l'habitude aux enfants de passer indifféremment d'un
genre de vie à un autre. On louait avec raison,
dans Alcibiade, la facilité avec laquelle il changeait
de régime, passant également du faste et du luxe
des tables athéniennes, à la simplicité et à la fru-
galité de la cuisine spartiate.

On ne doit pas non plus laisser lire ou travailler,
immédiatement après le repas, certains enfants
qu'un amour immodéré de la lecture détourne de
jouer. Il faut leur imposer le jeu ou la promenade,
comme nécessaires pendant un temps donné. Une
digestion, parce qu'elle n'aura pas été suivie d'un
exercice convenable, pourra influencer d'une manière fâcheuse les facultés de l'esprit, disposer au
sommeil et rendre tout travail impossible.

Un léger exercice produit sur la digestion le

même effet excitant que le thé, le café, etc. ; avec cette différence que l'action des derniers finit par s'émousser, tandis que celle de l'exercice reste la même. W. Beaumont, qui fût à même de soigner un Canadien, dont l'estomac, ouvert à sa partie antérieure par un coup de feu, laissa voir pendant plusieurs années tout ce qui s'y passait, absolument comme dans une cornue, put observer qu'un exercice modéré élève la température de l'estomac d'un degré, et fait marcher la digestion avec plus de vivacité.

Ablutions, Bains, Natation.

On ne saurait trop insister sur l'avantage qu'il y a à laver chaque jour les enfants avec de l'eau sortant de la pompe. Ces ablutions doivent être dirigées sur les parties où la sueur abonde; les négliger c'est compromettre, entraver les fonctions si importantes de la peau; c'est s'exposer aux maladies qu'entraîne tôt ou tard la viciation du sang par les matières qui se déposent incessamment à la surface du corps, et que l'absorption fait passer dans les voies circulatoires.

L'état de malpropreté dans lequel croupissent certaines classes de la population, nous explique pourquoi, dans les pays chauds, les préceptes de toutes les religions comprennent l'obligation des ablutions répétées à certaines heures du jour, et dans toutes les cérémonies. Aussi, M. Michel Lévy est-il dans le vrai quand il regrette que le christianisme, en exaltant la spiritualité, ait perdu de vue ces grands besoins de l'existence matérielle. « Plût au ciel, dit-il, que l'hygiène eût encore la foi pour auxiliaire, dans ses efforts d'amélioration physique des races. »

La température des bains en est l'élément le plus actif. Cette température, de moins de quinze degrés dans les bains froids, est de quinze à vingt degrés dans les bains frais, et de vingt à vingt-cinq degrés dans les bains tempérés. Ces indications sont, au reste, de minime importance, car un bain qui, par sa température, glace et stupéfie un individu faible et débile, procure à une organisation plus saine et plus valide, une agréable réaction de force et de chaleur. Bacon, faisant allusion sans doute à la solidarité des différents âges de la vie, disait que la force et la vigueur acquises par l'enfant et l'adulte dans les bains froids, sont bénéfices pour le vieillard.

Ordinairement les bains frais ou même tempérés inspirent une certaine répugnance, causée par les dangers dont on voit en eux la source, dangers qui paraissent d'autant plus imminents, que l'eau est plus froide et le sujet plus près de l'état de sueur. Il ne me sera pas difficile de prouver que cela ne s'accorde nullement avec l'expérience.

A l'issue des exercices du Champ de Mars, les jeunes Romains se précipitaient en sueur dans le Tibre. La même pratique est suivie par les Russes, qui au sortir d'étuves, où l'eau ruissèle sur leur peau, vont se jeter dans des cuves d'eau à la glace ou dans des étangs. Sans sortir même de notre pays, on ne connaît pas de meilleur moyen, dans certaines maladies des enfants, pour ramener la sueur, ou une éruption supprimée, que de frictionner la peau de façon à la rougir, puis de plonger les enfants dans l'eau froide et de les sécher ensuite. Enfin M. Bégin et plusieurs médecins de Genève, ont à la suite d'expériences nombreuses, confirmées par la pratique moderne de l'hydrothérapie, prouvé que l'état de sudation du corps ne doit nullement faire obstacle à ce qu'on prenne des bains frais et froids. Souvent M. Bégin s'est jeté dans l'eau froide, le corps rouge et couvert de sueur, par suite d'un exercice prolongé. Loin d'en éprouver quelque inconvénient, il remarquait que la réaction était plus prompte, plus facile, et plus complète. L'expression de réaction que je viens d'employer nécessite une explication, elle exprime la sensation de chaleur à la peau et de bien-être, qu'on ressent au bout d'un temps plus ou moins long, à la suite d'une immersion dans l'eau froide. Chez un sujet d'une constitution vigoureuse, elle survient d'autant plus rapidement que la température de l'eau est plus basse, et le sujet plus voisin de l'état de sueur. Son arrivée rapide est ordinairement un signe de la bonne constitution du sujet, pour lequel les effets du bain seront d'autant meilleurs, que la température en était plus basse, qu'il s'y est jeté tout d'un coup et a pris dans l'eau plus d'exercice.

Qu'il ait pu résulter des bains quelques inconvénients chez des enfants frêles, délicats, et ayant une prédisposition à s'enrhumer, comme il en existe beaucoup dans les classes aisées, je ne le nie pas ; mais c'est un inconvénient qui tient à la vie efféminée qu'on leur fait mener, et qu'on éviterait parfaitement, en les exposant plus souvent et graduellement au froid.

On attribue vulgairement au froid seul, le développement de certaines affections, telles que le coryza, ou rhume de cerveau, la bronchite, ou rhume, la fluxion de poitrine, quoique cela ne soit pas démontré. Tous les jours, nous avons la preuve du contraire dans les enfants des classes pauvres, constamment dehors, à peine vêtus, et qui ont rarement de ces indispositions. Une autre preuve est fournie par ce qui se passe dans certaines maisons d'éducation, où l'on ne prodigue pas le chauffage : les enfants n'ont, pour ainsi dire, pas la possibilité d'approcher du poêle, et cependant, on les voit s'enrhumer moins que ceux qui vivent au sein de leur famille. Le froid, quelque vif qu'il soit, ne les affecte pas, parce que leur poitrine y a été progressivement préparée.

Presque toujours, la véritable cause de la bronchite échappe aux parents. A l'action du froid prolongé, s'est jointe celle d'un courant d'air humide et froid ; ou bien, au moment d'une variation brusque dans la température atmosphérique, l'enfant se trouvait sous l'influence d'une congestion vers la tête, ou d'un état d'échauffement, amenés tous deux par un excès de régime. Les enfants des pauvres, se trouvant rarement dans ces dernières conditions, non plus que les pensionnaires des maisons d'éducation, contractent moins facilement des bronchites ou d'autres affections du même genre.

Le même raisonnement peut expliquer bien des indispositions, qui surviennent en été, au moment des grandes chaleurs ; car les enfants soumis à une vie sédentaire et à une alimentation trop abondante, ne supportent pas la fatigue et l'exposition à la chaleur, aussi facilement que ceux qui y sont disposés par un régime convenable.

La bronchite, qui attaque de préférence les enfants gras et d'un tempérament lymphatique, existe souvent chez eux en même temps qu'une disposition particulière de l'économie, nommée catarrhe, ou état catarrhal. Chez ces enfants, on est frappé de la mollesse et de l'exubérance des chairs qui sont bouffies et comme abreuvées de liquide, de la pâleur de la peau, de l'abondance de la transpiration; et surtout de la facilité avec laquelle se produisent des écoulements et des flux de toute espèce. En un mot, l'enfant est placé par les phénomènes anormaux, qui caractérisent le catarrhe, au-dessous de la moyenne de vitalité et de santé; or, comme dans un organisme bien entendu, toutes les fonctions doivent être en équilibre parfait, il faut s'attacher à modifier et assainir ce corps marécageux, et à cet effet, se servir de la sueur pour attirer le plus possible le cours des humeurs vers la peau, en même temps qu'on affermit les tissus par l'exercice.

A la question du catarrhe, se rattache une théorie qui, depuis longtemps, a cours dans le monde, où elle sert de point d'appui à plus d'un préjugé, théorie que les médecins auront bien de la peine à détruire, car c'est eux-mêmes qui l'ont popularisée. La plupart du temps, le monde est parfaitement innocent des erreurs de ce genre auxquelles il s'attache, car, ces erreurs, ce sont les médecins qui les lui ont inculquées cinquante ans, ou un siècle, auparavant; mais, comme les idées nouvelles pénètrent lentement, au sein des masses, le règne des anciennes dure encore, alors que depuis longtemps elles sont rejetées par la faculté. La théorie, dont je veux parler, et qui du reste, s'appuie sur quelques faits, en apparence irrécusables, admet qu'une humeur est répandue dans toute l'économie. Dans l'état de santé, elle se trouve en repos, tandis qu'à l'occasion d'une fatigue, d'un excès de régime, ou d'un changement de saison, cette humeur, à laquelle on donne le nom de peccante, est mise en mouvement et amène soit un accès de fièvre, soit un catarrhe, soit une dartre, soit encore un mal d'yeux ou d'oreilles. De cette façon, on explique bien des maladies par la sortie de cette fameuse humeur, et il en résulte l'indication des purgations à époques réglées, et d'exutoires, tels que vésicatoires, cautères, sétons, destinés à attirer cette humeur vers la peau, d'une manière artificielle.

Actuellement, l'emploi des exutoires est un peu délaissé par la pratique médicale. On lui reproche d'entretenir, sur une partie du corps, un travail maladif d'une utilité contestable, et, en tout cas, d'un entretien très-désagréable. Le mieux serait encore d'en revenir aux procédés des anciens, qui, au lieu de maintenir la révulsion sur une surface limitée, comme un vésicatoire, l'opéraient sur toute la surface du corps. Pour cela, ils faisaient un fréquent usage de bains, frictions, massage, destinés à entretenir la peau en parfait état, ou, en d'autres termes, à attirer légèrement vers la peau.

Les bains de mer agissent par leur température à

la façon des bains frais, par l'influence fortifiante qu'ils exercent sur la constitution, grâce à leur composition chimique, et à la commotion qu'imprime à la périphérie du corps l'eau constamment en mouvement. Au moment de l'immersion, le froid saisit d'une manière pénible; on se croirait dans un milieu hérissé de pointes d'aiguilles; mais bientot, la réaction arrivant, fait affluer le sang dans le réseau capillaire de la peau, et amène une sensation de vive chaleur. Aux impressions modérées de la vague, les muscles sont obligés de répondre par une énergie proportionnelle de contraction, afin de maintenir le corps en équilibre. Cette espèce de lutte à poses infiniment variées, constitue une véritable et fructueuse gymnastique. « L'atmosphère « maritime, dit M. Lévy, a une large part dans les « modifications que les bains de mer opèrent dans « l'économie; toujours saturée d'une humidité « saline, agitée par une ventilation incessante, qui « est en harmonie avec les mouvements de la mer, « brassée périodiquement par les vents, exempte « de toutes les émanations que les villes de l'inté- « rieur dégagent par torrents; quel air satisfait « mieux qu'elle à l'axiôme de Salerne : *aer sit* « *purus, sit lucidus, et benè clarus.* »

Lord Byron enfant était boiteux et d'une constitution si délicate, que sa mère jugea à propos de se retirer en Écosse, pensant avec raison que l'air des montagnes et l'exercice, pourraient améliorer la constitution de son fils. En effet, vivant au milieu des montagnes du comté d'Aberdeen, à la façon d'un jeune montagnard, ainsi qu'il nous l'apprend dans une de ses odes :

« Lorsque j'errais, jeune montagnard, sur la « sombre bruyère, gravissant la cime escarpée du « neigeux Morven, je me levais avant l'aurore, et « n'ayant d'autre compagnon que mon chien, je « bondissais de montagne en montagne, j'opposais « mon sein aux vagues impétueuses de la Dee. » Il s'enforcit tellement, qu'il put devenir un jour un touriste ardent, et acquérir, après ses traversées du Tage et de l'Hellespont, la réputation d'un des meilleurs nageurs des temps modernes.

Exercices, Jeux, Promenades.

Entre les affections de l'âme et l'état du corps, il existe une liaison intime, une dépendance réciproque, dont chacun a pu s'assurer. Pour obtenir cette gaîté, cette bonne humeur qui n'est que la résultante du bon état de l'économie tout entière, il faut chercher à entretenir par un exercice convenable, un équilibre parfait entre les facultés de l'âme et l'action toute passive du corps. Un exercice bien entendu peut encore remédier à cette pesanteur maladive, le plus souvent indice d'une congestion vers le cerveau, qui nous alourdit et entrave les fonctions de ce dernier organe.

Le culte que les anciens avaient pour la beauté physique, leur fit soigner de bonne heure la partie de l'éducation qui concerne les exercices. Aussi, c'est merveille, dit Montaigne, combien Platon se montre soigneux, en ses loix, de la gaîté et passe-temps de la jeunesse de sa cité, et combien il s'arrête à leurs courses, jeux, chansons, sauts et danses, desquels il dit que l'antiquité a donné la conduite et le patronage aux dieux mêmes, Apollon, les Muses et Minerve.

La chasse constitue un ensemble d'exercices aussi complets que variés, elle met en jeu la finesse et l'esprit d'observation, en même temps qu'elle expose et aguerrit aux vicissitudes de l'atmosphère, mais elle exige de la force plutôt qu'elle ne la développe. La natation, autrefois en si grand honneur, qu'à Rome on disait, pour caractériser un ignorant, il ne sait ni lire ni nager, se recommande surtout parce qu'elle oblige à gonfler la poitrine et à la maintenir dilatée par une suite d'inspirations profondes et continues. Elle présente l'avantage d'apaiser la surexcitation nerveuse et cérébrale, par une révulsion soutenue sur le système musculaire qu'elle fortifie.

La course modérée fortifie les membres inférieurs, procure à tous les organes des secousses utiles, et surtout développe les poumons : or, ce sont les poumons qui tiennent sous leur dépendance toute l'économie du corps humain. L'épithète favorite qu'Homère donne à son héros, est celle d'Achille aux pieds légers. Dans certains établissements, on s'en sert comme d'un mobile puissant d'exercice : par exemple, les élèves du collége anglais de Rugby ont pour champ de courses à pied, un tracé de près d'un myriamètre, sur un sol accidenté, qu'il faut franchir en un temps donné, pas tout à fait une heure et demie.

J'arrive à la lutte, cet exercice si aimé des anciens, et dont rien n'explique l'abandon complet de nos jours. La course, les jeux de barres, de paume, n'exercent guère que la partie des membres inférieurs qui regarde la locomotion, tandis que la lutte, exercice parfait, comme la natation, enforcit tous les muscles du corps, et donne lieu, chaque fois que les adversaires s'étreignent, à des contractions des muscles du tronc et à des dilatations complètes de la poitrine. La lutte, qu'il ne faut pas confondre avec la boxe et la savate, la lutte, comme la comprenaient les anciens, est un exercice qui procure le triomphe toutes les fois qu'on a tombé l'adversaire, c'est-à-dire qu'on lui a fait toucher le sol des deux épaules. Elle n'a rien qui répugne à voir, et semble, au contraire, l'exercice le plus propre à montrer la supériorité d'un homme sur un autre.

Dans la lutte, ce n'est pas la seule force physique qui l'emporte, l'adresse y entre pour beaucoup, et il existe une foule de poses qui peuvent procurer la victoire sur un adversaire physiquement plus fort. Elle est restée en grand honneur dans beaucoup de communes du midi de la France; il n'y a donc pas de raison pour ne pas l'admettre au nombre des exercices permis aux enfants qui ont dépassé l'âge de douze ans, par exemple, dont elle augmenterait notablement les forces. Il suffirait de quelques encouragements venus d'en haut pour en faire un exercice aussi à la mode que les jeux de paume ou de ballon. Malheureusement la lutte aura longtemps contre elle un préjugé que respectent les maîtres d'établissement pour plaire aux familles, et d'après lequel tout exercice un peu violent ou pouvant amener l'ombre d'un accident, est interdit aux élèves. Les maîtres arrivent ainsi au bout de l'année, sans avoir eu un bras cassé ou une entorse dans leur établissement, ils ont donc lieu d'être personnellement contents; mais qui dit que la masse n'y a pas perdu, par l'impossibilité où elle s'est trouvée, d'exercer ses forces, à l'âge où c'était le plus nécessaire.

Ces luttes sont, au contraire, en grand honneur dans les universités anglaises de Cambridge et d'Oxford, dans les écoles d'Eton, d'Harrow, de Rugby et de Shrewsbury, où ont lieu, chaque année,

devant les étrangers, des exhibitions de jeux athlé-
tiques. Le clergé protestant, qui dirige en grande
partie ces établissements, considère de tels exercices comme un élément de progrès physique pour
la race anglo-saxonne et même comme un moyen de
moralité.

L'escrime, l'équitation, l'action de ramer, les
jeux de quilles, balles, cerceau, contribuent également à développer les différentes parties des systèmes musculaires et osseux. Le jeu de balles a
droit à une mention spéciale, tant à cause de la
vogue qu'il a eue en France sous le nom de jeu de
paume, que de l'abandon immérité dans lequel il
est tombé ; sous le nom de cricket, il constitue le
jeu national de l'Angleterre. Dans ce dernier pays,
toutes les classes de la société consacrent leurs loi-
sirs au noble jeu de cricket ; les enfants de village
y jouent avec ardeur, et leurs parents s'en servent
pour se délasser des travaux de la journée. Byron
avait un faible pour ce jeu, qu'il appelle un exercice viril. Dans une de ses lettres, il nous apprend
qu'il était un des onze de Harrow qui, en 1805,
défièrent, sur le champ du Cricket, onze élèves
d'Eton.

Aux exercices violents on ne doit pas faire succéder, sans transition, le repos absolu, et, avant
que l'enfant ne prenne celui-ci, on le fera couvrir
un peu plus chaudement, afin de ne pas supprimer

brusquement la fluxion sudorale, qui s'opère vers la peau ; mais, ces précautions, comme toutes celles du même genre, doivent être prises de façon à en ôter, aux yeux de l'enfant, le caractère tracassier.

Après les jeux de mouvement, viennent les jeux qui s'exercent à la chambre, et dont le rôle doit être de reposer l'enfant fatigué des premiers. Il ne faut pas, cependant, souffrir que l'application, nécessitée par un jeu destiné à reposer le corps, soit poussée jusqu'à produire la fatigue de l'esprit. Ainsi, le jeu d'échecs était regardé, par Pascal, comme le plus noble divertissement ; tandis que Franklin disait ne pas comprendre qu'on accordât tant de travail et de contention d'esprit, à un exercice, dont le résultat était si mince. L'avis de ce dernier est assurément préférable, si l'on pense à l'ardeur avec laquelle certains enfants se livrent à ce jeu, au point de lui sacrifier leur récréation tout entière.

D'autres sont de bonne heure dévorés par un besoin insatiable de lecture. Les aventures de Gulliver, Télémaque, et celles de Robinson, auxquelles ils joignent bientôt des relations de voyage, sont les premiers aliments d'une curiosité, qui dans son ardeur, va bientôt dévorer indifféremment histoires sérieuses, et bons ou mauvais romans. Cette passion, forme nouvelle, sous laquelle l'esprit de l'enfant montre sa force, son individualité, est tellement violente que certains enfants passeraient volontiers une partie des nuits pour finir un récit émouvant, si les parents, n'apportaient des entraves à ce goût effréné. Le moyen le plus simple de l'entraver, est d'en limiter le temps, sous prétexte de la nécessité des exercices corporels. Rarement, du reste, pendant l'enfance, la lecture amène une surexcitation du système nerveux, capable d'inquiéter les parents. Les nerfs sommeillent encore chez l'enfant, et ce n'est que plus tard, quand, avec l'adolescence, son imagination sera devenue une faculté puissante, que l'élément nerveux pourra, en prédominant dans sa constitution, déranger l'équilibre général, et servir de boute-en-train aux passions.

Faite, à haute voix, au milieu des repas d'un collége, ou d'une maison d'éducation, la lecture est un exercice qui fortifie la poitrine et forme la voix. De bonne heure, on habituera l'enfant à lire ou écrire, la tête loin du papier, 25 centimètres au moins de distance. La poitrine en sera moins gênée, la respiration se fera plus facilement, et le corps aura moins de tendance à prendre des positions vicieuses.

On ne saurait trop recommander, non plus, d'accoutumer les enfants à se lever matin. Le séjour prolongé au lit, a une foule d'inconvénients : il affaiblit, alourdit et échauffe en constipant. Celui qui, par un usage constant, se sera fait une habitude de se lever matin, durant sa jeunesse, n'aura garde de dissiper la meilleure partie de sa vie à dormir, lorsqu'il sera homme fait.

Le travail du matin vaut de l'or.

(*Proverbe hollandais*).

Or, si l'on veut que les enfants se lèvent de bon matin, il faut leur faire prendre l'habitude d'aller coucher de bonne heure. C'est en partie à l'habitude de veiller que la génération actuelle, débile avant le temps, doit d'être obligée de porter lunette ou lorgnon. En outre, l'habitude de se lever matin permet de tirer certains avantages de la promenade matinale. Au sortir du lit, quand la tête est encore appesantie par la congestion passagère qui accompagne le sommeil, la bouche mauvaise, l'air des appartements vicié par un séjour prolongé, on éprouve un véritable bonheur à respirer un air pur et frais. La poitrine se dilate, la tête se dégage, le cerveau rafraîchi et reposé, n'envoie que des idées justes et nettes ; qui plus est, on ressent pendant la journée entière, les effets rafraîchissants de cette espèce de bain. La promenade matinale à laquelle on peut joindre l'usage d'un grand verre d'eau froide, combat la tendance à l'échauffement si fréquente chez les enfants des villes. La rosée refait les poulains,

si on en croit un dicton agricole. Vainement on objec-
terait l'influence nuisible de l'air frais et humide du
matin. Cela ne peut être vrai que pour les poitrines
de certains enfants très-jeunes et rachitiques, semblables à ces vieillards catarrheux auxquels on
défend de sortir avant que le soleil soit au milieu de
sa course; mais pour des enfants bien portants chez
lesquels la transpiration s'opère convenablement,
et qui ont les fibres pulmonaires douées de toute
l'élasticité nécessaire à un jeu régulier, on n'a pas
à craindre la fraîcheur de l'air, surtout quand le
soleil brille à l'horizon.

Le choix du lieu vers lequel on doit diriger la
promenade des enfants, n'est pas aussi indifférent
qu'on pourrait le croire, si l'on a surtout en vue
l'exercice complet du corps. De tous les rouages
qui servent à la locomotion, à la respiration et aux
autres fonctions, il n'y a, dans le cas d'une promenade sur une surface unie comme un plateau,
qu'une faible partie qui soit mise mouvement; tandis que quand on gravit une montagne ou même
une simple colline, tous les muscles entrent en
mouvement, et la respiration obligée de suffire à
des besoins nouveaux, dilate toutes les vésicules du
poumon. Cette gymnastique imprime aux diverses
fonctions comme un coup de fouet, et l'excitation
générale qui la suit, profitant à toute l'économie,
raffermit la santé et engendre la bonne humeur.

Voilà, avec un air plus pur et plus vif, l'origine de l'agilité et de la constitution vigoureuse des gens qui habitent les montagnes. L'indication étant donnée, le devoir des parents ou du précepteur, est de placer autant que possible l'enfant dans les conditions qui amènent de si bons résultats ; et pour cela, de lui faire choisir une montagne ou une colline élevée, pour but de ses courses lointaines. Près de chaque ville, et toutes les fois que les accidents de terrains s'y prêteraient, il conviendrait d'établir une promenade publique située sur un lieu élevé. Cet endroit, où l'on respirerait un air pur et vif, pourrait devenir le rendez-vous indiqué des nourrices, des femmes délicates, et surtout de ces malheureux enfants des villes, qui en sortant de l'atmosphère raréfiée des salons, affligent la vue par leur mine pâle et ennuyée.

A l'appui de mon dire, on peut lire, dans la biographie de Michel-Ange, que l'année de la charge de Leonardo Buonarotti, son père, étant expirée, il revint à Florence et mit l'enfant en nourrice à Settignano, où il avait une petite propriété, chez la femme d'un tailleur de pierres. Bien des années plus tard, Michel-Ange rappelait cette circonstance à Vasari, et lui disait : « Mon cher Georges, si j'ai quelque chose de bon dans l'esprit, je le dois à la légèreté de l'air de votre pays d'Arezzo, de même que je dois au lait que j'ai sucé, les maillets et les ciseaux dont je me sers pour sculpter une figure. »

Bonne humeur, Courage.

Jefferson, le président des États-Unis, écrivant à un de ses amis, le docteur Rush, au sujet de son petit-fils, s'applaudissait de ce que ce dernier possédait la bonne humeur ; car c'est dans cet ordre qu'il classait les qualités morales : 1° la bonne humeur, 2° l'intégrité, 3° l'industrie, 4° la science. On peut chicaner sur la préférence qu'il accorde à la première de ces qualités morales sur la seconde, et pourtant il n'est pas douteux que tous aiment beaucoup mieux vivre avec un homme aimable et de mœurs faciles, qu'avec un rigoriste chagrin. Cette façon un peu égoïste d'apprécier les caractères, prouve au moins l'importance que Jefferson attachait à la douceur des relations dans la vie privée. Seulement, on pourrait se demander si Jefferson ne s'est pas trompé, en traitant de qualité morale, ce qui n'est qu'une disposition d'esprit, suite ordinaire d'une bonne santé et d'une heureuse constitution.

Tous les jours, on rencontre de ces enfants aimables, véritables favoris du monde, et dont la gaîté quelquefois bruyante, la bonne humeur constante et les vives réparties sont la joie des familles. Qu'on les prenne au moment du réveil ou à celui du coucher, ils sont toujours les mêmes. Une pareille égalité d'humeur aurait lieu d'étonner, s'il n'était facile de voir qu'ils la doivent à leur santé florissante, et à cette facilité de vie qui est le caractère distinctif du tempérament sanguin.

L'excellent naturel qu'on vit de bonne heure briller en Cicéron, le rendit si célèbre entre ses camarades, que les pères de ces enfants allaient aux écoles pour le voir, pour être témoins eux-mêmes de tout ce qu'on contait de son grand sens et de la vivacité de sa conception; les plus grossiers d'entr'eux s'emportaient même contre leurs fils, quand ils les voyaient, dans les rues, mettre par honneur Cicéron au milieu d'eux.

Henri IV possédait aussi l'enjouement, la bonne humeur, et leur dut une partie de sa fortune et du prestige qu'il a conservé aux yeux de la postérité.

Anquetil parle en ces termes, à propos d'un voyage de la cour de Charles IX, dans le midi de la France.

« Entre ceux qui contribuèrent à l'agrément du
« voyage, on remarqua le jeune Henri de Bourbon,
« dont les vivacités et les saillies plaisaient merveil-
« leusement à la reine-mère. La première nour-
« riture qu'il prit, fut de la main de son grand-père,
« qui lui donna un cap d'ail dont il lui frotta les
« lèvres, et voyant qu'il suçait, il lui présenta du
« vin dans sa coupe. L'éducation du jeune Henri

« répondit à ces commencements. On l'éleva en
« prince, mais en sorte qu'il était duit au labeur,
« et mangeait souvent du pain commun, et a été
« vu, à la mode du pays, parmi les autres enfants
« du village, quelquefois pieds déchaux et nu-
« tête, tant en hiver qu'en été. » Cette liberté
donna, dès le bas âge, à ses propos et à ses actions,
une air d'aisance et de franchise, dont la cour s'a-
musait, d'autant plus que ces qualités y sont rares.
La reine-mère voulait l'avoir toujours auprès d'elle,
à cause de sa gentillesse ; enfin, ses grâces natu-
relles le faisaient aimer.

Jean-Jacques a dit : la seule habitude qu'on doit
laisser prendre à l'enfant, est de n'en avoir aucune.
Il est, en effet, plus facile à l'enfant qu'à l'adolescent et à l'homme fait, de s'accommoder de n'importe quel genre de vie ; et, arrivé à l'âge viril,
celui qui a été élevé ainsi, profite de cette facilité
de se plier à tout. « Alcibiade, au rapport de Plu-
« tarque, étant à Athènes, jouait, disait le mot,
« entretenait grands chevaux et vivait en toute ga-
« lanterie et toute joyeuseté. Quand il était à Lacé-
« démone, il faisait sa barbe au rasoir, il portait une
« méchante cape de gros bureau, se lavait en eau
« froide : puis quand il était en Thrace, il faisait la
« guerre et buvait : depuis qu'il fut arrivé devers
« Tissapherne en Asie, ce n'était que délices, super-
« fluités et volupté, que toute sa vie gaignant ainsi

« et prenant un chacun, en se transformant et
« s'accommodant aux mœurs de tous ceux qu'il
« hantait. » Enfin les évènements de la fin du siècle
dernier ont montré un grand nombre d'individus
de la classe aristocratique, souffrant horriblement
hors de leur pays, faute d'avoir appris de bonne
heure à se plier à toute espèce de régime et de
genre de vie.

Du reste, l'enfant supporte d'autant mieux ces
transformations, ce changement de mœurs et d'habitudes, qu'il est d'une constitution plus vigoureuse. Habituez l'enfant à la simplicité, et pour cela,
faites qu'il se serve lui-même, autant que possible ;
il sera moins emprunté. Le vieux Caton, disait en
son temps, qu'autant de valets, autant d'ennemis.
Quelle que soit l'opulence paternelle, qu'il ne
puisse la voir qu'en perspective, sans disposer de
rien. Rien, dit Fontenelle, ne donne une meilleure
éducation qu'une petite fortune, lorsqu'elle est ac-
compagnée de quelque talent. La force de l'inclination, le besoin de parvenir, le peu de secours
même, aiguisent le désir et l'industrie, et mettent
en œuvre tout ce qui est en nous.

On demandait à Agésilas ce qu'il serait d'avis
que les enfants apprissent : « ce qu'il doivent faire
« étant hommes, répondit-il. »

Il est, en effet, d'une utilité incontestable de
donner aux enfants des notions exactes sur chaque

chose, et de les habituer, au sortir de la première enfance, à se rendre compte de tout. Ces leçons de chaque instant, acceptées par l'enfant avec un véritable plaisir, sont les meilleures de toutes, surtout quand on sait les donner sous une forme attrayante, à la portée de l'enfant, et profiter des circonstances pour bien les fixer dans la mémoire. Je me rappelle, étant un jour en voiture publique, avoir admiré la conduite d'un père qui expliquait à un jeune enfant dont la vue était frappée par un bateau à vapeur, tout le mécanisme de celui-ci. Au lieu de répondre par une plaisanterie ou par un mot évasif, il lui donnait une explication à sa portée, des causes occultes qui produisaient le mouvement. Il n'est pas malheureusement commun de rencontrer des parents aussi complaisants, ou bien c'est une instruction suffisamment variée et étendue qui leur manque ; car on ne doit pas se dissimuler que, pour émietter, on pourrait dire, sa science au profit d'un enfant, et avoir réponse à tout, il faut savoir beaucoup.

De bonne heure, aussi, il faut habituer l'enfant à envisager les inconvénients ou les périls d'un œil ferme, sans s'en exagérer la portée, et à chercher immédiatement les moyens de les éviter. Il y a là un apprentissage, qu'on arrive assez facilement, à lui faire subir, quand on sait exciter à propos son amour-propre. L'énergie de l'âme et du corps est bien moins la conséquence du tempérament que des exemples qu'on a mis sous les yeux de l'enfant, et la volonté n'intervient chez lui que quand il a été frappé de la beauté de l'acte.

Les anciens y attachaient une grande importance, surtout les Spartiates, que d'admirables institutions jetaient dès l'enfance dans un même moule de courage et de vertu. Tout le monde connaît le trait de ce jeune Spartiate, qui, ayant pris un renardeau, qu'il tenait caché sous sa robe, se laissa déchirer le ventre par cet animal, à coup d'ongles et de dents, sans jeter un seul cri, et aima mieux mourir que d'être découvert : Un autre, donnant de l'encens à un sacrifice, se laissa brûler jusqu'à l'os, par un charbon tombé dans sa manche, pour ne pas troubler le mystère. Du temps même de Plutarque, c'est-à-dire à une époque ou la Grèce asservie par les Romains était dégénérée, on les voyait dès l'âge de sept ans, expirer sous les verges, sur l'autel de Diane Orthie, sans que la douleur put altérer leur visage. C'était une belle action de dérober le plus possible de fromages sur l'autel de Diane Orthie; cependant, celui qui se laissait surprendre était condamné à être fustigé par ses camarades. Quel était, rapporte le même historien, ce but du législateur, sinon de montrer qu'on peut acheter une gloire et un plaisir durables au prix d'une douleur passagère ? Ce qu'on punissait ici, ce n'était pas le vol mais la maladresse.

En citant ces exemples, je ne veux pas dire qu'il faille revenir à une éducation qui n'est plus dans nos mœurs ; mais il n'en est pas moins vrai, comme le fait remarquer Montaigne, qu'un état où cela se pratique n'est pas en décadence.

De quelques affections particulières à la seconde enfance.

L'accroissement du corps, chez l'enfant, est incessant, mais il n'est pas régulier. A certaines époques, il se fait avec plus d'activité qu'à d'autres, et porte spécialement sur certains organes. Il en résulte, pour l'économie, une excitation qui n'est pas toujours sans dangers, puis, comme si l'enfant, fatigué par ce travail, avait besoin de repos, on voit succéder à ce temps de crise une période d'accroissement plus calme et plus régulière. On conçoit l'étonnement des parents qui voient grandir constamment un enfant, et qui, avec le déploiement de sa taille, ne remarquent pas le déploiement normal de son organisme. L'aspect frêle, élancé de l'enfant ou du jeune homme, la fatigue qu'il ressent pour un rien, sont caractéristiques, et indiquent une période de transition, pendant laquelle son hygiène doit être plus surveillée, et l'emploi de ses forces ménagé.

L'enfance est sujette à l'épistaxis ou saignement de nez, bien qu'on l'observe plus particulièrement à l'approche de la puberté. Dans l'immense majorité des cas, l'épistaxis est sans importance, ou procure un sentiment de bien-être. Si, au contraire, en raison de la faiblesse qu'elle pourrait amener, on juge à propos de l'arrêter, il faut placer l'enfant dans un lieu frais, la tête élevée, appliquer sur le front des compresses imbibées d'eau froide ou d'éther, en même temps élever verticalement, durant quelques minutes, le bras du côté où a lieu l'écoulement, pendant qu'on tient les narines bouchées : Une clef froide, glissée dans le dos, agit, par le saisissement qu'elle produit dans tout l'organisme. Ces moyens sont-ils insuffisants, on doit sans délai avoir recours à l'intervention du médecin.

Dans le courant de l'enfance, l'apparition des hémorroïdes, peu commune, il est vrai, annonce de la pléthore ou de l'échauffement. L'indication est de soumettre l'enfant à un régime adoucissant et de le rafraîchir de toutes les façons.

Un grand nombre d'enfants sont sujets aux vers, ou, pour mieux dire, les vers, de même que les poux, se développent facilement chez les enfants. On attribue ordinairement la présence des vers aux fruits à peine mûrs, sans réfléchir qu'à la campagne, les enfants, en même temps qu'ils mangent des fruits verts, sont soumis à une mauvaise hygiène, condition qui, à elle seule, suffit pour produire des vers. Ascarides lombricoïdes, oxyures vermiculaires, tricocéphales, tels sont les noms scientifiques de ces vers, pour la destruction desquels la médecine emploie des moyens en rapport avec leur manière d'être au sein de l'économie; mais, ce qu'il importe de savoir, c'est à quels signes on peut reconnaître leur présence.

On admet, en général, que la figure prend un aspect de souffrance caractéristique, que les yeux perdent leur vivacité ordinaire, que les enfants sont tristes, abattus, qu'ils ont des hémorragies nasales, et de vives démangeaisons dans le nez qu'ils frottent constamment avec les doigts : la soif serait encore augmentée, et il y aurait des douleurs dans le ventre au niveau de l'ombilic. En réalité, il n'existe pas d'autres signes de la présence des vers, que leur rejet à l'extérieur, soit spontanément, soit sous l'influence d'un purgatif. Il faudra donc bien surveiller la sortie des vers, puis, alors, mettre l'enfant entre les mains du médecin, qui ordonnera le vermifuge le plus convenable à l'espèce de vers reconnue. Ensuite, non content d'avoir supprimé les vers, il faudra remédier à l'état général qui a amené leur formation.

Il est des habitudes qui sont l'écueil de l'éducation, et pour la répression desquelles l'illustre médecin de Genève, Tissot, a écrit un traité spécial, auquel je suis obligé de renvoyer les parents, pour ne pas exposer ici des tableaux d'une difficile peinture.

La chlorose, maladie assez rare chez les jeunes garçons, mais très-fréquente chez les jeunes filles, tire son nom des pâles couleurs qui en pareil cas se montrent presque constamment sur leur visage. Elle consiste dans un affaiblissement de tous les organes, et dans un appauvrissement du sang, caractérisé surtout par la diminution des globules. La chlorose s'accompagne du trouble des fonctions de l'estomac, de maux de tête fréquents, de palpitations, d'essouflement dans la marche, surtout quand il s'agit de monter. La jeune fille devenue plus impressionnable, a, presque sans motifs, des moments d'impatience, de tristesse, parfois même des larmes. Peut-être pourrait-on établir un rapport entre l'arrivée de la chlorose et cette surexcitation de la force nerveuse qui, souvent, à la ville, précède ou accompagne la puberté.

Les causes qui déterminent la chlorose sont nombreuses, ce sont la misère, une alimentation malsaine ou insuffisante, des travaux excessifs, le séjour dans un lieu bas, humide, privé d'air et de lumière, et, en général, tout ce qui appauvrit l'économie. Pour les classes aisées, c'est la vie sédentaire, la lecture des romans, les spectacles, la vue de tous les objets capables de faire travailler l'imagination, auxquels on doit joindre les causes morales, telles que chagrin, etc. Enfin il est encore certaines causes auxquelles on pourrait donner le nom d'accidentelles, telles qu'une frayeur, une chute dans l'eau.

On devine, en raison de la débilitation générale de l'économie dont s'accompagne la chlorose, que le traitement doit consister dans une alimentation fortifiante et tonique, à laquelle on joindra le vin de quinquina, les tisanes de quassia amara et de petite centaurée, enfin les préparations ferrugineuses, sous les formes les plus capables d'être supportées. Depuis trente ans que le fer est la panacée universelle pour bon nombre de maladies des femmes, et surtout pour la chlorose, on n'est pas encore d'accord sur la manière dont il agit. Suivant les uns, le fer exercerait une action tonique, en vertu de laquelle les fonctions digestives et nerveuses seraient influencées de manière à rendre plus parfaites l'innervation et la nutrition : suivant d'autres, le fer, absorbé directement, passerait dans le sang, auquel il apporterait les éléments qui lui manquent ; et dont il ferait d'emblée un liquide réparateur. Je devrais parler ici des effets bienfaisants de la gymnastique, de l'hydrothérapie, des bains de mer, mais j'y reviendrai dans un article spécial.

Dans beaucoup de localités, il existe des sources sulfureuses et ferrugineuses dont on pourrait joindre l'action médicale à celle d'un exercice hygiénique. Je me rappelle avoir entendu à Paris, M. Lenoir, ordonner à des jeunes filles chlorotiques, d'aller à pied, tous les matins, boire un grand verre d'eau à la source ferrugineuse de Passy.

De l'éducation particulière et de l'éducation en commun, Lycées, Colléges.

> Avant l'Etat, disait Turgot, la municipalité, et avant la municipalité, il faut organiser l'école : l'enfant c'est le commencement de toute chose.

L'exemple de ce maître d'école de Faléries, qui profita de l'habitude qu'il avait de conduire ses élèves en promenade, hors des murs de la ville, pour les livrer à Camille, et celui d'Alcibiade qui, se promenant dans les rues d'Athènes, avec ses amis, entra dans une école et souffleta deux maîtres, dont l'un n'avait pas d'Homère, et l'autre l'annotait, nous fait voir que dans l'antiquité, l'éducation première des masses ne différait guère de la nôtre. On sait même que, chez les Grecs, l'instruction élémentaire comprenait trois degrés. Il y avait d'abord les leçons du grammatiste, auprès duquel les enfants apprenaient à lire et à écrire, puis, quand ils avaient l'âge de quinze ans, et qu'ils étaient riches, celles du cithariste, ou maître de musique, et du pédotribe, ou maître d'exercices gymnastiques.

Pour les études, que comporte un âge plus avancé, l'éducation en commun prévalut encore à toutes les époques : c'est ainsi que le système employé par les Spartiates et les Perses, qui plaçaient les enfants sous la direction de magistrats spéciaux, et de jeunes gens à peine plus âgés de quelques années, est resté célèbre. Les Romains suivirent le même exemple, et les premiers Grecs, qui arrivèrent à Rome, se consacrèrent à ouvrir des écoles, bientôt si suivies, qu'elles attirèrent les réclamations de Caton l'ancien, qui craignit de voir l'étude amener le relâchement des mœurs et des habitudes guerrières. Kâlidâsa, poète indien, qui vivait 62 ans environ avant Jésus-Christ, nous raconte que le prince Raghou entra dans l'enseignement par l'écriture, et apprit ensuite les quatre grandes parties dont se composait l'enseignement de la jeunesse, ce sont : la morale, les Védas ou livres saints, etc. Ce jeune prince reçut cette éducation, qui était celle de tous, en même temps qu'un certain nombre de jeunes gens, enfants des ministres de son père. Enfin, au moyen-âge, et pour ne parler que de ce qui s'est passé en France, le succès européen, et l'éclat de l'enseignement des Guillaume de Champeaux, des Abeilard et des Scott, assura, en même temps que le triomphe de l'éducation en commun, celui de l'Université, que le monde entier nous envie.

L'éducation particulière est donc restée l'apanage de quelques individus isolés, et, je n'en parlerais pas, si elle ne comptait parmi ses prôneurs, Fénelon, Locke et Rousseau. Le premier, par l'éducation du duc de Bourgogne, a prouvé que, s'il avait doué son élève de toutes les qualités qui font un homme vertueux, il n'avait pu lui communiquer celles que procure seule la fréquentation des hommes ; quant aux deux autres, il y avait surtout le désir, chez eux, de développer des idées particulières, ou paradoxales, en choisissant le cadre qui s'y prêtait le mieux. Dirigée même par les plus grands philosophes, l'éducation d'un enfant n'en manquerait pas moins de cette émulation, qui est le ressort principal des progrès physiques et moraux.

Chez les anciens, une rivalité constante présidait aux exercices des lycées, et une couronne de feuillage attendait l'enfant vainqueur dans les exercices du gymnase, comme ceux qui triomphaient aux jeux olympiques. Rousseau lui-même, quand il veut exercer son chevalier à la course, s'aperçoit que la gourmandise n'est pas un ressort suffisant, et, qu'à l'appât des gâteaux, il faut joindre l'émulation produite par la rivalité des petits paysans.

L'éducation publique enhardit un enfant, l'accoutume à ne point craindre le grand jour, tandis que l'affaissement moral et physique, la pusillanimité, ou un sot orgueil, sont le résultat de bien des éducations particulières. Quintilien, Rollin, comptent parmi les partisans illustres de la première, qui peut citer encore avec orgueil, l'exemple de saint Basile et saint Grégoire de Nazianze, élevés dans les écoles publiques. Les familles, de ces deux illustres amis, étaient des plus chrétiennes et des plus nobles qui fussent alors dans l'église. Elles crurent néanmoins, pouvoir confier, aux écoles publiques, ce qu'elles avaient de plus cher au monde, deux enfants doués de toutes les qualités aimables, beauté du corps, agrément dans l'esprit, douceur et politesse dans les manières. Le succès dépassa toutes leurs espérances, car, un séjour prolongé dans une ville, aussi séduisante qu'Athènes, et aussi livrée aux plaisirs, ne put faire dévier les deux amis de la voie qu'ils s'étaient tracée.

On allègue, en faisant allusion au degré de corruption qui règne dans certaines maisons d'éducation, surtout de la capitale, les atteintes que peut recevoir la pureté de mœurs des enfants. Si, réellement, la moralité de ceux-ci courait de grands dangers, il n'y aurait pas à hésiter un instant, le soin de bien vivre, comme dit Quintilien, étant infiniment préférable à celui de bien parler; mais, ordinairement, c'est des parents mêmes que vient le mal, par les mauvais exemples qu'ils donnent aux enfants, et les discours inconsidérés qu'ils tiennent devant eux. Quelle facilité n'a pas ensuite le séjour du collège pour faire germer de mauvaises habitudes dans un terrain si mal préparé. Un enfant, élevé chez Platon, et revenu dans sa famille, était témoin des cris de fureur de son père. « Je n'ai jamais vu cela chez Platon » se prit-il à dire. Nul doute que cet enfant n'eût été plus prompt à suivre l'exemple de son père que celui de Platon.

Le reproche, que font le plus habituellement les parents, à l'éducation en commun, est fondé sur la crainte que la santé de l'enfant chéri, ne souffre de la suppression des soins particuliers que réclamait, suivant eux, sa constitution chétive. C'est là une erreur, et on peut dire hardiment que, dans la plupart des cas, le régime alimentaire, et le genre de vie des maisons d'éducation, conviennent aussi bien, sinon mieux, aux enfants, que ceux de la maison paternelle. Ils y sont soumis à la règle, et la règle est tout dans la vie; c'est à elle que, malgré la sévérité du régime, les enfants des colonies pénitentiaires, doivent leur santé florissante, et les cénobites, leur longévité connue. Un exemple frappant, de la puissance d'un plan hygiénique

bien conçu, et suivi avec constance, est celui de
Voltaire. Personne n'ignore que le jeune Arouet
était né si faible, qu'on n'espérait pas qu'il vécût,
et qu'il conserva toute sa vie l'empreinte de cette
frêle organisation primitive ; malgré des travaux
prodigieux, il arriva cependant à quatre-vingt-cinq
ans.

Par contre, il peut résulter des dangers pour l'enfant, des soins portés à l'excès ; mais je laisse parler
Rousseau. « Une mère sort de la nature, lorsqu'elle
« fait de son enfant son idole ; qu'elle augmente et
« nourrit sa faiblesse pour l'empêcher de la sentir,
« et qu'espérant le soustraire aux lois de la nature,
« elle écarte de lui des atteintes pénibles, sans
« songer combien, pour quelques incommodités
« dont elle le préserve un moment, elle accumule
« au loin d'accidents et de périls sur sa tête, et
« combien c'est une précaution barbare de pro-
« longer la faiblesse de l'enfance sous les fatigues
« des hommes faits. »

C'est de bonne heure qu'il faut habituer l'enfant
aux fatigues et aux contre-temps, si l'on veut que
plus tard il les supporte légèrement ; en même
temps, c'est un devoir pour les parents et les maîtres
de la jeunesse, de limiter chez les enfants l'empire
de la volonté, et de ne pas permettre qu'elle s'égare.
Une sage pression doit peser sur ses impulsions,
car il y a une source féconde de maladies mentales

dans cette tendance de la jeunesse, à secouer de
bonne heure, tout élément disciplinaire, à se soustraire aux conséquences salutaires de la douleur,
des privations, et de la contrainte morale. « Il faut,
« dit un savant médecin de Gand, M. Guislain, que
« l'enfant apprenne à souffrir la contrariété, à se
« résigner dans les revers. De bonne heure, il doit
« se faire aux intempéries des sentiments, des pas-
« sions, comme il doit se faire aux intempéries de
« l'air. Je veux qu'il n'obtienne pas toujours ce que
« ses goûts, ses caprices d'enfant lui font désirer. Une
« impressionnabilité morale trop vive, une volonté
« toujours prompte à se manifester, peuvent devenir
« une cause toujours puissante de maladies men-
« tales. »

Je suppose un enfant chétif, placé dans un établissement où l'aération est aussi convenable que
possible, le principal n'est pas tant de s'inquiéter
du régime alimentaire auquel il va être soumis, que
de veiller à ce qu'il joue, et à ce qu'on ne surexcite
pas son esprit par le travail, tant que son corps
restera débile. Je n'en dis pas plus long sur ce
sujet, ayant l'intention d'y revenir.

L'édilité moderne, d'accord en cela avec les lois
de l'hygiène, démolit chaque jour les anciens hôpitaux placés au centre des villes, à l'insalubrité
desquelles ils ajoutaient les foyers d'infection qu'eux
même renferment en permanence ; et au lieu de ces

salles immenses, qui semblaient faites exprès pour faciliter la contagion, elle ne bâtit plus que des pavillons isolés au milieu de jardins ou de bouquets d'arbres. Pourquoi n'accorderait-elle pas les mêmes soins aux édifices consacrés à l'enfance : des conditions dans lesquelles se trouve la génération actuelle, dépend l'avenir des générations futures. Au sein des grandes villes l'influence fâcheuse d'un air insalubre vient se joindre à celle qu'entraîne l'agglomération d'un grand nombre d'élèves. Dans les lycées de Paris, par exemple, nombre d'enfants, surtout quand ils arrivent de province, payent leur tribut à l'encombrement, par des fièvres éruptives ou même par la fièvre typhoïde.

Pour diminuer l'importance de ce danger, il suffirait de reporter aux environs, ou, si l'on voulait, pour plus de facilité dans les communications, à la périphérie des villes, les lycées ou colléges, qui d'ordinaire, occupant d'anciens édifices, dont la construction a précédé le moderne agrandissement des villes, se trouvent souvent placés au centre de celles-ci. On ne saurait donc trop encourager les grands établissements d'instruction de Paris, dans la voie qui leur fait reporter au milieu des campagnes voisines le séjour des tout jeunes enfants. Au lieu d'entrer immédiatement dans les sévères bâtiments de Louis-le-Grand et de Sainte-Barbe, les enfants peuvent jouir jusqu'au moment de passer en sixième, de l'air vif et salubre de Vanves et de Fontenay-aux-Roses. Heureux, si, un jour, les élèves de tout âge étaient appelés à jouir de ce qu'on a nommé, pour eux, un nid de roses; alors on pourrait vraiment dire, avec Jules Janin, que le lycée, pareil à cet arbre d'or de Virgile, dont la branche qu'on enleve repousse immédiatement, le lycée voit sa sève se renouveler immortellement jeune.

Qui n'a éprouvé une certaine jouissance à revoir les lieux où s'est écoulée son enfance, ceux qui furent témoins de son éducation. Malgré leur aspect souvent peu attrayant, et les souvenirs qu'ils nous rappellent avec la forme actuelle d'éducation, ce n'est jamais sans émotion que nous revoyons ces horizons aux contours bien connus, que nous entendons nos pas résonner sous les cloîtres immenses qui ont abrité nos jeunes années. A l'époque actuelle surtout, où la centralisation successive et le goût qui attire les populations des campagnes vers la ville, sont un objet de préoccupation pour le législateur et l'économiste, cette tendresse singulière ne pourrait-elle pas être utilisée pour retenir, dans les campagnes, les esprits toujours prêts à céder aux séductions des grandes villes. Pour cela il faudrait placer les lycées, sinon loin des villes, du moins à leur porte. Les enfants y jouiraient de l'air pur de la campagne, en même temps qu'ils seraient élevés sous des impressions plus calmes et sereines.

En général, on ne fait pas assez attention à l'influence que peut avoir le milieu ou l'atmosphère moral dans lequel est donnée l'éducation ; c'est ainsi que, dans les grandes villes, avec l'organisation actuelle des études, la majorité des élèves est obligée de traverser plusieurs fois par jour des quartiers populeux, en ayant sous les yeux le spectacle d'une agitation dont il lui est difficile de ne pas apporter le reflet dans ses études. J'ai même entendu un professeur d'un lycée de Paris, soutenir qu'on faisait de moins bonnes études dans certaines grandes villes, comme Marseille, Bordeaux, etc., livrées tout entières à la fièvre du commerce et de l'industrie.

Le gouvernement français semble adopter ce mode d'organisation, en plaçant la plupart des écoles importantes à quelque distance de Paris. En cela, il ne fait que suivre l'exemple donné par les universités allemandes, situées pour la plupart dans des villes dont toute l'importance est due à l'établissement qu'elles renferment. En Angleterre, les écoles militaires, et les colléges aristocratiques d'Eton, Harrow sur la colline, Rugby sont situés à la campagne, aussi avec quel religieux enthousiasme les anciens élèves n'en parlent-ils pas. Il est même à remarquer que les Anglais ont généralement choisi, pour leurs grandes écoles civiles et militaires, des points de vue pittoresques. Le paysage est, selon eux, un moyen d'éducation. Les rustiques beautés de la nature disposent l'âme au recueillement, et l'air libre des champs et des bois, en même temps qu'il développe les forces physiques, imprime une sorte de vigueur à la santé de l'esprit. On est surtout frappé de cette préoccupation, au collége d'Harrow (sur la colline), près duquel on montre encore la tombe où Byron venait s'asseoir durant les récréations, dans le cimetière, qui domine un point de vue magnifique.

En tout ce qui concerne l'organisation de la vie, comme dans la pratique des affaires, les Anglais sont incontestablement nos maîtres. Une partie de cette supériorité tient à ce que, jaloux de leur liberté individuelle, ils savent parfaitement en jouir tout en restant dans de sages limites. Ce besoin d'indépendance et de confortable, cet instinct du droit et du devoir, se montrent ou plutôt prennent leur point de départ dans l'éducation que reçoit chez eux la jeunesse ; et, s'il est vrai, comme le dit le poète Wordsworth, que l'enfant soit le père de l'homme, le spectacle de la libérale Angleterre n'a plus rien d'énigmatique, quand on a contemplé cette république en miniature, qui s'appelle une école publique anglaise.

Pour mieux faire apprécier la différence qui existe entre les systèmes suivis dans les deux pays, je vais mettre à profit l'analyse d'un ouvrage intéressant, où l'auteur anonyme raconte ce qui se passe dans une école ou collége anglais. L'ouvrage a été publié par un ancien élève du docteur Arnold, qui a choisi ce moyen de rendre hommage à la mémoire de ce maître vénéré, en montrant l'influence moralisatrice qu'il a exercée sur l'esprit public des écoles anglaises, et, en particulier, de celle de Rugby.

« En dehors de la légitime surveillance qui pré-
« side aux heures de l'enseignement, l'enfant se
« gouverne lui-même, il se défend lui-même contre
« les attaques et les empiétements de ses cama-
« rades, forme des ligues, contracte des alliances,
« engage des luttes, essaie sur une petite échelle le
« combat de la vie réelle. Quant aux mœurs de
« l'école, elles sont la fidèle image des mœurs
« de la société anglaise; ce sont des mœurs vio-
« lentes, tapageuses, un peu brutales. La prédi-
« lection de l'Anglais pour les exercices physiques
« commence dès l'école, et cette prédilection n'est
« point contrariée par la surveillance des maîtres
« ou les règles de l'établissement.

« Entorses, yeux pochés, machoires endomma-
« gées, ce ne sont là que des accidents vulgaires
« dont personne ne s'inquiète, et qui n'attirent ni

« réprimandes aux coupables, ni compassion aux
« victimes. »

Les jeunes gentlemen ne détestent pas plus que
les charretiers, et les brasseurs, la vue d'un beau
combat. Ainsi, bon gré, mal gré, l'enfant doit
affermir ses nerfs, et faire preuve de courage, sous
peine d'être un objet de honte, et de vivre comme
un paria dans le mépris et la solitude.

Si, d'une part, ces mœurs un peu violentes,
sont faites pour nous inspirer une répugnance légitime, d'une autre part, n'est-il pas regrettable de
voir, dans les cours de nos colléges, les enfants
déserter les jeux de mouvement, et, dès le bas âge,
se livrer à des promenades ou des entretiens, dont
l'âge mûr pourrait envier le calme et le sérieux.

Une réforme de l'éducation française, dans le
sens du système anglais, réforme qui, sans aller
jusqu'à l'imitation complète, admettrait plus de
liberté dans les jeux, ne pourrait donc être qu'utile.
Seulement, il faudrait que l'exemple fut donné par
les lycées, d'où l'habitude nouvelle passerait dans
tous les établissements d'éducation.

Je n'hésiterais pas, me disait même en France,
un chef d'établissement, à faire jouir mes propres
enfants de pareils avantages ; mais, la responsa-
bilité qu'on fait peser sur moi, et la crainte pusil-
lanime des parents, m'empêchent de les accorder
à tous les élèves de mon établissement.

L'autorité des maîtres semble exclue de la police du collége anglais. La liberté, qui préside à tous les actes des élèves, fait qu'ils ne redoutent pas un contrôle exercé par leurs égaux, c'est-à-dire par leurs camarades. Défends-toi, et soutiens-toi, toi-même, est l'axiôme sur lequel reposent l'éducation, comme la société en Angleterre. L'autorité supérieure, représentée par le gouvernement, règne et gouverne le moins possible ; confiante dans les instincts de l'enfant, elle descend rarement des hauteurs mystiques, n'intervient que dans les grandes occasions, et ne compromet pas sa dignité en se mêlant à de misérables querelles d'écoliers. Chez nous, bien des mères frémiraient pour la santé de leurs enfants, les pères s'effrayeraient de leur indiscipline. Pourtant l'erreur est, à mon avis, de ce côté du détroit, et comme dit judicieusement le même critique : « notre manière de comprendre « l'éducation, ressemble un peu à la manière dont « le xviie siècle comprenait la nature. Nous élevons « les enfants avec un sentiment de tendresse « égoïste ; nous les élevons non pour eux, et pour « la société dans laquelle ils devront vivre, mais « pour nous, pour l'ornement de notre foyer, et « pour le plaisir de nos yeux. La sauvagerie, natu- « relle à l'enfant, nous déplaît et nous alarme, et « nous n'avons pas de repos que nous n'ayons « transformé la rude chrysalide en un frêle et gra-

« cieux papillon. Nous voulons l'enfant civilisé de
« bonne heure, et nous lui enseignons toutes les
« vertus de convention, toutes les manières artifi-
« cielles de la société ! »

L'organisation de l'école anglaise, admet une
liberté absolue dans le genre des jeux, l'endroit où
on les prendra ; en dehors des exercices de la
classe, les enfants ne sont point casernés dans les
murs de l'établissement, et restent libres de se dis-
perser, d'aller où bon leur semble. Il en est de
même pour toutes les écoles militaires anglaises où,
durant les heures de récréation, les élèves se répandent sur la plaine et dans la ville. Un Anglais
en donnait ainsi la raison. « Il faut, disait-il, for-
« mer de bonne heure chez l'homme, le sentiment
« de la liberté, si l'on veut qu'il apprenne à se
« servir de ce privilége de notre nature sans en
« abuser. »

Accorder le moins possible aux exigences du
corps, dans le but de développer l'esprit, et de
faire profiter celui-ci de tout ce que perd la matière,
tel est le principe secret du système français, qui
fait de la soumission le premier devoir de l'enfant.
En raison même des entraves qu'il rencontre à
chaque instant à sa liberté, l'enfant cherche à leur
échapper par tous les moyens possibles. Il cesse
d'être naturel, il est obligé d'acquérir la ruse, qui
n'est que le résultat de la contrainte, et l'habitude

du mensonge, qui suppose, à l'origine, l'intolérance et le droit de la force.

Il y a longtemps que ce vice, de notre éducation, a été signalé pour la première fois, car Rabelais émet à ce sujet, sous une forme bizarre, les idées les plus justes et les plus pratiques. Après lui, Montaigne, faisant ressortir les déplorables résultats de la rude contrainte, que subissaient les enfants dans les écoles, disait : « Otez-moi la « violence et la force, il n'est rien, à mon avis, « qui abâtardisse et étourdisse si fort une nature « bien née. Cette police de la plupart de nos « colléges, m'a toujours déplu. C'est une vraie « geôle de jeunesse captive. »

En cours de promenade, les enfants de nos colléges, sont contenus par une discipline ennuyeuse et tracassière. Arrive-t-on au but indiqué? On leur désigne, pour s'ébattre, un emplacement étroitement limité, et d'où ils ne peuvent s'éloigner sans être punis. Ordinairement, quand plusieurs enfants sont réunis, et jouissent d'une entière liberté, l'objet le plus futile, la cause la plus légère, deviennent une source d'émulation, un sujet de rivalité qui tourne au bénéfice du corps. Un arbre renversé qui barre le chemin, une colline à gravir ou à descendre, peuvent donner lieu à l'exercice d'une gymnastique d'autant plus profitable qu'elle est imprévue et naturelle. Il n'en est

pas ainsi chez les enfants de nos colléges ; l'habitude du casernement a tellement comprimé chez
eux l'imagination, que le désir du mouvement dis-
paraît en partie, et qu'ils ne songent même pas à
profiter de l'espace accordé.

A cela les maîtres répondent par un raisonnement que leur suggère la tendresse craintive des
parents. Il y a impossibilité d'accorder aux enfants de la liberté, parce qu'ils en abusent et se
livrent à des excès impardonnables. A peine sont-
ils délivrés de toute surveillance, qu'ils se conduisent, dit-on, comme de jeunes chevaux échap-
pés, pillent et dévastent tout.

Les enfants se comportent-ils ainsi rentrés dans
leurs familles ? Non. Alors, au lieu de voir dans ces
actes un signe que leur caractère a besoin d'être
comprimé, considérez-les comme les moments difficiles d'une époque révolutionnaire. Habituez les
enfants petit à petit à cette liberté dont ils ont
oublié l'usage, et ils apprendront très-vite à en user
dans des bornes convenables, surtout si on fait
luire à leurs yeux les inconvénients que l'excès
entraîne toujours à sa suite.

L'esprit de liberté mène à la séparation, aussi les
écoliers anglais ne connaissent-ils pas cette promis-
cuité et ce communisme d'habitudes, qui sont le
cauchemar de l'écolier français ! A mesure qu'ils
prennent de l'âge, ils ont une chambre pour un

ou pour deux, lieu d'étude et de causerie où ils peuvent davantage se recueillir et vivre isolés. Dans ces petites salles pourvues d'un ameublement, propriété particulière des écoliers, on retrouve souvent ce confort si cher aux Anglais. En France, où la surveillance est d'autant plus rigoureuse qu'il s'agit d'élèves plus âgés, ce système d'absolue liberté paraîtra impossible aux parents timorés, qui crieront à la corruption mutuelle, oubliant que les enfants apportent plus d'instinct que nous dans la perception du bien et du mal, et se gouvernent dans leurs liaisons particulières, d'après les lois de la sympathie et de l'antipathie. Le véritable obstacle est donc tout simplement un obstacle matériel, le défaut d'emplacement. Sans doute il ne serait pas possible d'isoler un nombre, même restreint, des élèves qui sont actuellement casernés dans les colléges, mais cela le deviendrait si les établissements d'éducation étaient placés à la périphérie des villes, où ils auraient la possibilité de se développer.

Lorsqu'on s'est décidé à ne pas soumettre un enfant à l'éducation en commun, il faut se mettre en quête d'un bon maître. Trop heureux si, à la longue, on voit se développer chez lui une affection sincère pour son élève. En effet, le maître doit éprouver quelque chose de la tendresse et de l'inquiétude de saint Paul à l'égard des Galates, pour qui il sentait les douleurs de l'enfantement, jusqu'à ce que Jésus-Christ fut formé en eux.

Chez les anciens, où la mère, tenue dans un état voisin de la servilité, prenait peu de part à l'éducation de l'enfant, le choix du gouverneur avait une grande importance. Son autorité commençait à la naissance et durait jusqu'à l'âge viril. On le voit par les paroles qu'Homère met dans la bouche du vieux Phénix. Une autre preuve de l'importance que les anciens y attachaient, se trouve, dans ce fait qu'ils nous ont transmis, le nom de ceux de leurs grands hommes. L'histoire ne nous a pas conservé le nom de la mère d'Alcibiade, et elle nous apprend que la nourrice d'Alcibiade, qui était lacédémonienne, s'appelait Amycla, et que Zopyre fut son gouverneur.

Bon nombre de parents et de gouverneurs, comprenant mal l'éducation, s'imaginent qu'il est nécessaire d'avoir constamment des préceptes de morale à la bouche, ce qui rend l'éducation pénible et pour l'élève et pour le maître; tandis qu'il faut simplement tenir les enfants en observation et savoir à propos leur faire une réprimande ou une leçon. La véritable éducation consiste moins en préceptes qu'en exercices, et le maître a besoin moins de science que de tenue dans ses idées et de sévérité dans ses mœurs. Sénèque admettait que l'amour ne s'achète que par l'amour, il faut par conséquent que celui qui veut faire marcher son fils ou son élève dans une voie, commence par y marcher lui-même.

En un mot, c'est par l'accoutumance qu'il faut mettre les enfants dans le chemin de la vertu. Prise à ce point de vue, l'éducation est bien simplifiée, et elle est renfermée toute entière dans ce mot que répondit sagement un Laconien, à celui qui lui demandait quel profit il faisait à l'enfant qu'il gouvernait. Je fais, dit-il, que les choses bonnes et honnêtes lui plaisent. Diogène voyant un jeune garçon qui mangeait goulument, donna un soufflet à son pédagogue, attribuant avec raison la faute plutôt à celui qui n'avait pas enseigné qu'à celui qui n'avait pas appris.

Faut-il que le gouverneur soit jeune ? Je me range, sous ce rapport, du côté de Rousseau. « Le « gouverneur d'un enfant doit être jeune, et même « aussi jeune que peut l'être un homme sage. Je « voudrais qu'il fut lui-même un enfant, s'il était « possible, qu'il put devenir le compagnon de son « élève, et s'attirer sa confiance en partageant ses « amusements » Le système de Rousseau était basé non pas seulement sur l'estime, mais sur l'affection qu'il voulait que le maître inspirât à l'élève, et il mérite qu'on dise de lui ce que disait Vasari en parlant du renouvellement de l'art, par Giotto. Il renouvela l'éducation parce qu'il y mit plus de bonté.

Xénophon admet que s'il est difficile de commander aux hommes, la faute vient non de ceux qui ont peine à obéir, mais des supérieurs qui ne savent pas gouverner. Autant en pourrait-on dire de ceux qui sont chargés de l'éducation des enfants. C'est ici qu'une étude attentive du tempérament vient ajouter une certitude de plus à celle qui résultait du caractère de l'enfant ; attendu que presque toujours ses goûts, ses passions, ses habitudes sont en rapport direct avec son tempérament ; on apprendra ainsi à ne pas exiger de l'enfant des aptitudes dont il est complétement incapable. Thémistocle, qui eut dans son enfance un caractère ardent, avouait lui-même, dans la suite, que son caractère, naturellement impétueux, l'avait entraîné aux excès les plus opposés, et souvent lui avait fait choisir le parti le moins convenable. Il disait encore que les poulains les plus fougueux deviennent les meilleurs chevaux, quand ils sont dressés par une main habile. Quelles que soient d'ailleurs les qualités des maîtres ou gouverneurs, les parents ne doivent pas manquer de les surveiller. Les maîtres auront d'autant plus soin de leurs élèves qu'il leur faudra plus souvent en rendre compte. A quoi se peut appliquer le bon mot d'un sage écuyer cité par Plutarque :

Il n'y a rien qui engraisse tant le cheval que l'œil de son maître.

Puberté chez les jeunes garçons.

Les anciens faisaient durer l'enfance jusqu'à seize ou dix-sept ans, âge où commençait pour eux l'adolescence. Sous notre climat, c'est également l'âge où l'enfant sent s'agiter en lui ce levain mystérieux qui en lui créant des goûts nouveaux, lui dévoile un horizon immense; en un mot, c'est avec l'évolution des organes génitaux que doit commencer l'adolescence. En même temps que se produit cette métamorphose, souvent il y a une élongation rapide du corps, les muscles se contractent avec énergie, la poitrine s'agrandit et s'ombrage de poils, les sécrétions lymphatiques sont moins abondantes, le tempérament se décide pour le reste de la vie, et prend un caractère indélébile, le duvet fait place à la barbe, les cheveux se rembrunissent, le timbre de la voix est plus grave. L'enfant devient sujet à des accès de mélancolie et de tristesse, pendant lesquelles la solitude fait ses délices. Cette révolution n'est pas toujours bien supportée par tous, et il en résulte la toux, les saignements de nez, les crachements de sang et les maux de tête si fréquents à cet âge.

L'époque de la puberté varie moins chez le jeune homme que chez la jeune fille, bien que le changement de latitude, le séjour à la ville ou à la campagne, suffisent pour établir des différences notables. L'habitude de lectures licencieuses ou la vue d'objets lubriques, peuvent, dans certains cas, hâter la puberté.

Education des filles.

Chez les Athéniens, les jeunes filles de condition vivaient renfermées dans le gynécée, ou appartement intérieur, d'où elles ne sortaient que rarement et encore voilées. Elles paraissaient seulement dans quelques cérémonies publiques, telles que la procession des Panathénées, où le sculpteur du Parthénon les a représentées couronnées de fleurs, portant des tuniques aux plis traînants, et marchant avec une tenue modeste et recueillie vraiment digne du christianisme.

A Sparte, il en était tout autrement, et les institutions de Lycurgue faisaient paraître les jeunes filles nues dans l'arène où elles luttaient ensemble presque publiquement. Platon, dans sa république idéale, fait aussi entrer les filles nues dans l'arène jusqu'à l'âge de la puberté, plus tard elles partagent les exercices des hommes, mais convenablement vêtues.

Bien que choquant notre manière de voir actuelle, la pensée de ces deux grands philosophes, d'habituer les jeunes filles à la lutte et à des exercices qui semblent l'apanage de l'homme, n'était pas aussi déraisonnable qu'elle le paraît. Tous deux avaient compris que pour avoir une population masculine saine et forte, il ne suffisait pas de former les jeunes garçons dès l'âge le plus tendre, il fallait encore assujétir les jeunes filles à des exercices capables de fortifier leur constitution, de façon que devenant épouses, elles puissent avoir de nombreux et robustes enfants. Cette institution avait cependant ses inconvénients, car, si Lacédémone fut renommée par ses nourrices, elle le fut aussi par la hardiesse et la liberté de manières de ses filles.

Je n'ai fait cette digression sur l'histoire ancienne, que pour montrer quel était le genre d'éducation des deux peuples rivaux de la Grèce, et jusqu'où on avait poussé les limites pour l'éducation des jeunes filles. Après cela on ne me trouvera pas exigeant si je viens réclamer pour celles de notre époque, un changement dans leur manière de vivre, qui est en général trop peu active à Paris ou dans les grandes villes, et une part un peu plus importante des exercices susceptibles de développer en elles tous les organes et surtout l'appareil musculaire.

Avec plus d'exercice en plein air, les jeunes filles pourraient perdre quelques-unes de ces grâces qui dépendent d'un teint blanc et d'une peau délicate, en revanche, elles y gagneraient infailliblement, outre les avantages d'une santé plus égale, une certaine force, un port dégagé, et cet air vif qu'on remarque chez celles qui habitant à la campagne, mènent une vie active.

Combien peu y a-t-il, à l'époque actuelle, de jeunes filles élevées pour le monde, et qui, par leur santé, leurs habitudes, se rapprochent du portrait que le sage fait de la femme forte.

« Ne vous la représentez pas comme une femme « vaine, délicate; la voilà qui ceint déjà ses reins « pour agir avec plus de liberté et de force, et qui « endurcit ses bras au travail. Elle goûte et elle a « compris combien cette vie agissante est bonne. « La force de son esprit exercé au travail et sa « beauté toute naturelle sont ses ornements, sans « qu'elle ait besoin d'en emprunter par un vain « artifice. » (Proverbes.)

Le changement que je réclame dans les habitudes des jeunes filles devrait être précédé par une révolution dans leur costume, dont l'incommodité est le moindre des inconvénients, puisqu'on peut l'accuser de gêner le développement de la taille et de la poitrine. Je voudrais, dit Fénelon, faire voir aux jeunes filles la noble simplicité qui paraît dans les statues et dans les autres figures qui nous restent des femmes grecques et romaines, elles y verraient

combien des cheveux noués négligemment par derrière, et des draperies pleines et flottant à longs
plis, sont agréables et majestueux. Il serait bon
même qu'elles entendissent parler les peintres et
les autres gens qui ont le goût exquis de l'antiquité.

Le peu de détails dans lesquels je suis entré pour
l'éducation des filles, tient à ce que chez elles, le
développement physiologique du corps s'effectue de
la même façon que chez les jeunes garçons ; tout
ce que j'ai dit ici sur l'hygiène de ces derniers
leur est donc parfaitement applicable. Seulement,
la période de l'adolescence n'existe pas chez la jeune
fille, d'enfant elle devient femme presque sans
transition. L'âge où se fait cette révolution peut
varier beaucoup suivant les différentes latitudes :
sous notre climat, la puberté survient ordinairement vers quatorze ou quinze ans. Aux approches
de cette transformation, le système pileux reçoit
une impulsion nouvelle, les formes s'arrondissent,
les seins prennent plus de développement. Un dernier trait de ce tableau de la puberté, c'est cette
stimulation morale bien connue, source de tant de
souffrances et de poésie, de bonheur et de regrets.

Rarement les auteurs ont examiné au point de vue
hygiénique, l'influence que l'éducation de la jeune
fille peut avoir sur son avenir comme femme. Peu
fréquentes si l'on en croit l'histoire, aux siècles

passés et dans l'antiquité, les maladies particulières à la femme sont de nos jours tellement communes dans les classes aisées de la société, et à
la ville dans toutes les classes, qu'on peut les
regarder comme la plaie ou la maladie du siècle.
Contre ces maladies, résultat ordinaire de l'abaissement de la force physique chez la jeune fille et
plus tard chez la femme, la médecine a employé
des méthodes de traitement multipliées, et sous
lesquelles se cache le plus souvent son impuissance. Que peuvent faire tous les moyens employés,
quand c'est à la faiblesse des organes qu'il faudrait
remédier, faiblesse qui, le plus souvent, est entretenue par une profession et un genre de vie qui y
prêtent. En même temps que le siècle marche,
l'espèce dégénère en force, parce que la femme
s'affaiblit. Le seul remède possible, et j'ose à peine
le proposer à une société aussi peu soucieuse de
l'avenir que la nôtre, serait d'agir sur l'enfant et la
jeune fille, de chercher à relever la constitution de
celle-ci par tous les moyens possibles, et de la
préparer ainsi aux labeurs de la femme.

Exagération de la force nerveuse chez l'enfant ou la jeune fille.

Une machine électrique mise en mouvement,
donne naissance à un fluide dont on constate la pré-

sence sur les armatures de la machine, et qui s'écoule doucement dans l'air. Qu'on vienne à toucher une des armatures, il y a commotion, étincelle, la machine se décharge tout d'un coup de l'électricité qu'elle contenait, et il se passe quelque temps, avant que la même quantité soit reproduite.

Chez l'homme, et par conséquent chez l'enfant, le jeu du système nerveux peut être comparé à celui de la machine électrique. La communication entre le cerveau et les différentes parties du corps se fait au moyen d'une série de cordons blancs ou nerfs, qui servent de conducteurs à un fluide invisible, impondérable, nommé fluide nerveux. En temps ordinaire, ce fluide qui sert de guide aux opérations des différents systèmes, se dépense régulièrement dans tous les actes de la vie ; mais vienne chez l'enfant une excitation quelconque, une émotion, la force nerveuse amassée s'use tout entière, et le corps reste abattu, sans énergie, jusqu'au moment où la production d'une nouvelle quantité de fluide vient rétablir l'équilibre.

S'agit-il d'un enfant chez lequel le système nerveux a pris ce développement que j'ai désigné plus haut sous le nom de tempérament nerveux, la scène change, les décharges, pour employer une expression qui peint si bien l'émission brusque du fluide nerveux, sont plus intenses, plus répétées, et la période d'abattement plus longue.

Jusqu'ici c'est l'état normal, et tous les jours nous rencontrons de ces enfants charmants, aux traits fins, expressifs, et dont la sensibilité s'exalte facilement par des louanges, des reproches, ou même par les circonstances les plus futiles.

Mais la surexcitation nerveuse peut être portée assez loin pour constituer un état maladif. Dans ce cas, la disproportion entre le développement, et l'activité des nerfs et des muscles, est exagérée aux dépens de ces derniers. La matière manque en quelque sorte à l'excitation. La volonté peut être forte, mais, n'étant pas secondée par la puissance musculaire, elle avorte en contrariétés, pleurs, soubresauts; puis, comme la réaction est d'autant plus intense que l'action nerveuse a été plus prononcée, l'enfant, ou la jeune fille, tombe dans un abattement profond, jusqu'au moment où le système nerveux ayant réparé ses pertes, survient avec une brusque dépense de fluide, une crise nouvelle.

On pourrait encore exprimer cet état anormal de l'économie par la formule suivante : En tant que l'âme, car le système nerveux est étroitement lié à elle, a pour expression un chiffre supérieur à celui du corps, ou de la machine, sa force motrice ne saurait être emmagasinée tout entière par le corps, et la partie exhubérante ne fait plus autre chose que de fatiguer le corps et l'esprit. Par conséquent, toutes les fois qu'on rencontre chez des enfants un développement de l'intelligence, qui ne s'accompagne pas d'une vitalité parfaite de leurs autres organes, on peut être sûr que cette faculté, dont les parents sont si fiers, n'a été obtenue qu'en diminuant les chances de vie et de force.

Pourquoi ce développement exagéré du système nerveux a-t-il lieu chez les uns et non chez les autres? En vertu d'une grande loi, commune à tous les êtres animés, d'après laquelle un organe continuellement exercé, tend à prendre un développement plus considérable, en même temps que son jeu devient plus facile. L'artisan qui exerce constamment tel ou tel membre, finit par lui donner une force et un volume remarquables. Chez le gastronome, c'est l'estomac; chez l'homme adonné aux travaux intellectuels, c'est le cerveau qui se développent. On conçoit dès lors que si, aux prédispositions fournies par un tempérament nerveux héréditaire, l'enfant ajoute les habitudes d'une vie molle et efféminée, ou les excitations vers le cerveau d'une vie de bonne heure studieuse, il en résultera un développement exagéré du système nerveux. Dès le premier âge, de tristes indices annoncent de pareils tempéraments. Mais c'est surtout dans les hautes classes de la société, et notamment dans l'aristocratie de race, qu'on rencontre, des parents qui ne craignent pas de fatiguer, par des études au-dessus de leurs forces, de pauvres enfants au corps débile et souffreteux. Comment ces imprudents oublient-ils que leurs races, qui, pendant trop longtemps, ne se sont croisées qu'entr'elles, ont fini par dégénérer, et que, chez elles, l'affaiblissement et le défaut d'harmonie, dans les divers systèmes, en ont été la conséquence inévitable? Quelle que soit chez eux la noblesse des sentiments, le rachitisme s'y traduit souvent par des difformités de la taille, signe incontestable d'une constitution anormale; et comment alors viennent-ils par des tensions exhorbitantes du cerveau, ajouter à ces dispositions funestes? Cependant, en suivant une marche inverse qui préserverait, jusqu'à un certain point, le corps des fatigantes exigences de l'âme, l'enfant conduit sagement jusqu'à l'adolescence, pourrait ensuite répondre à sa noble origine. C'est un tort, en effet, de croire qu'une éducation surexcitante profite, en réalité, à l'enfant; la précocité, sous ce rapport, provoque sa ruine en l'épuisant. On a remarqué qu'en général, c'est moins la ville que la campagne qui fournit les génies les plus robustes.

M. le docteur Guislain se demandant pourquoi on rencontre, parmi les enfants des villes, de si petites figures et de si gros crânes, pourquoi ces créatures nous étonnent par leurs répliques, par leur prodigieuse mémoire, par leurs causeries, répond que ce phénomène s'opère sous l'influence d'agacements continuels, qui ont appelé la vie de tout le corps au pôle cérébral.

Je ne prétends pas qu'il faille élever des spartiates, mais que peuvent espérer la patrie, l'humanité, la science elle-même, de ces êtres étiolés et rabougris, que dévore une fièvre d'émulation et de travail, qui surexcitent leur système nerveux par les veilles et l'ambition, et torturent leurs poumons dans les attitudes vicieuses de la méditation.

Dans les temps modernes, Pic de la Mirandole, Pascal, Bichat, sont les exemples les plus célèbres de cet asservissement du corps par l'âme. Jean de Médicis avait donné pour devise au premier qui se mourait à la fleur de l'âge, par excès de travail, un flambeau brûlant par les deux bouts ; au-dessous était écrit en espagnol, *Si meno luz, mos vida,* si moins de lumière, plus de vie.

On dit que la moyenne de la vie a augmenté : oui ; mais est-il bien sûr aussi que dans les hautes classes de la société les extrêmes n'aient pas diminué, et que l'homme usé avant le temps, par cette combustion permanente d'oxigène, cette dépense de force nerveuse, ne devienne pas de plus en plus incapable d'atteindre un âge avancé. Ozanam, Rigault, dont l'Université aime à citer les noms, meurent à la fleur de l'âge, épuisés par le travail, avant d'avoir réalisé les espérances que leurs brillants débuts avaient fait concevoir. On objecte, il est vrai, que ces principes manquent de vérité, ou sont au moins exagérés, qu'il y a de nombreuses exceptions. Ces exceptions sont plus rares qu'on ne le croit ; car, remarquez bien que, parmi les hommes qui se livrent à ce genre d'excès, les uns vivent assez longtemps, mais languissants, épuisés par cette force extra-naturelle de réflexion, et que les autres meurent au commencement de leur carrière, connus seulement de leurs amis, de leurs médecins. Combien de jeunes-gens, surtout, moissonnés de bonne heure, ne se reposent point à l'ombre du laurier qu'ils ont semé. Loin de moi la pensée qu'il faille supprimer complétement cette force nerveuse, à laquelle on doit tant de chefs-d'œuvre et de généreux dévouements ; je veux seulement qu'on la tempère par le travail matériel. Il faut, a écrit Rousseau, que le corps ait de la vigueur pour obéir à l'âme ; un bon serviteur doit être robuste.

En ce qui concerne les jeunes filles, le mal est plus grand encore. La plupart de celles qui appartiennent aux classes aisées, passent leur existence, au sortir de pension, à perfectionner leur éducation littéraire, à apprendre à lire vite la musique, ou se consacrent à des travaux d'aiguille dans des appartements dont la température est douce à la vérité, mais où l'air ne se renouvelle pas assez, et où les plafonds sont généralement bas. L'exercice physique qui leur serait si utile, seul est mis de côté, et d'ailleurs il est rendu pénible par un corset qui serre la taille, gêne la respiration, et s'oppose à ce que la jeune fille ait des habitudes actives.

Chez d'autres, et particulièrement à la ville, la vue de spectacles capables de porter le trouble dans ces âmes encore si délicates, la fréquentation prématurée des bals, viennent se joindre à une vie désœuvrée, pour amener, avec la chlorose, une prédominance du système nerveux, sous forme de palpitations, hystérie, spasmes de toute sorte.

Que peut-il résulter d'un pareil genre de vie, sinon des jeunes filles étiolées avant l'âge, mal formées, et qui, appelées à devenir mères, n'ont pas la force de conduire leur grossesse jusqu'à terme. De là l'augmentation constante, dans les grandes villes, du chiffre des enfants morts-nés ou rachitiques.

Pour obvier à cette dégénérescence, il est indispensable de changer dans un grand nombre de familles le mode d'éducation, et de donner à l'enfant et à la jeune fille plus d'air, plus de mouvement. Un philosophe allemand rapportant que l'hypocondrie et l'hystérie étaient inconnues des anciens, dit : « Essayons d'être nobles comme les Grecs, énergiques comme les Romains, peut-être alors ces maux horribles disparaîtront.

Avant d'indiquer les moyens de remédier au défaut d'équilibre entre les forces nerveuses et musculaires, disons que le mode d'activité du cerveau, qui met en jeu les instruments de la locomotion, diffère essentiellement de celui qui adapte cet organe à l'expression des phénomènes de la pensée. Est-ce parce que les exercices musculaires laissent dans le repos les parties du cerveau qui correspondent aux affections morales et aux facultés intellectuelles? Bornons-nous à constater sans l'expliquer, l'antagonisme très-réel qui existe entre ces deux formes de l'activité cérébrale, dont l'une provoque la contraction musculaire, et dont l'autre correspond à l'activité de l'intelligence. Un repos continuel amollit le corps, tandis que par l'exercice la fibre musculaire se fortifie, se raidit, acquiert cette tenacité qui constitue l'être viril, *otium humectat, labor siccat,* dit Celse : Il n'y a pas de gymnasiarque qui n'ait observé ces effets. Tout organe qu'on exerce se fortifie, c'est une loi fondamentale de l'organisme. Bien plus, l'exercice physique détourne les idées fixes et habituelles, en établissant de nouveaux rapports, en variant les sensations, il contraint même le cerveau au repos par la fatigue générale. Chez les sujets nerveux, c'est un excellent instrument d'énergie, de plaisir et de santé. *Sanguis frenat nervos.* Les convalescents, comme les gens nerveux, ne peuvent dormir, parce que, ne fatiguant pas, ils n'ont pas d'appétit, et qu'un sang riche en substances nutritives ne vient pas calmer leur cerveau et le disposer au sommeil. En vue d'un résultat contraire, les Trappistes unissent le travail à un régime des plus simples, mais abondant. Regardant le travail physique comme un frein, à cause de la révulsion qu'il opère, et convaincu que l'adolescence est naturellement fière, impétueuse, en proie à toute l'effervescence des passions, Lycurgue l'avait, d'une part, assujétie aux exercices les plus laborieux, et de l'autre avait imaginé mille moyens de l'occuper sans cesse, en déclarant ceux qui s'en dispensaient exclus des emplois honorables. La puberté est précoce chez les enfants oisifs ou à professions sédentaires, tandis que l'exercice appelle sur le système musculaire les forces et les matériaux nutritifs que les organes génitaux détourneraient promptement à leur profit. La salutaire fatigue d'une gymnastique opportune fait taire jusqu'aux désirs; les anciens avaient personnifié dans la même déesse la chasse et la chasteté; l'innocence prolongée des adolescents de la campagne, tient simplement aux occupations plus rudes qui leur sont imposées.

Chez les jeunes filles, plus encore que chez les garçons, on peut presqu'anéantir cette force nerveuse en excès, par le travail, l'exercice; et tous les jours, chez elles, on voit la gymnastique, l'hydrothérapie, accomplir de véritables transformations. La promenade à pied, l'équitation, la danse, la course, la paume et le ballon, jeu si aimé des anciens : *folle decet pueros ludere, folle senes* (Martial), peuvent convenir aux jeunes filles, pourvu qu'elles s'y livrent assidûment. Le goût de l'horticulture doit encore être encouragé, à cause du genre de vie qu'il nécessite. Il est surtout un exercice, la natation, qui devient à la mode et que l'on ne saurait trop recommander aux jeunes filles, elles lui devront la santé, la fraîcheur du teint, et même l'embonpoint qui souvent leur fait défaut. En même temps que l'exemple de Clélie, Valérie et autres jeunes romaines, traversant le Tibre à la nage pour recouvrer leur liberté, je me plais à rappeler que récemment l'Académie française couronnait l'acte de dévoûment d'une jeune fille, mademoiselle de la Gâtinerie, qui, sur la plage du Hâvre, avait sauvé, au péril de ses jours, son frère et un étranger sur le point de périr.

Que dire de l'efficacité des bains de mer et de la vogue qui attire la foule sur les plages de Dieppe et de Trouville, où nos petites maîtresses vont montrer leurs toilettes, comme au temps où la jeunesse d'Athènes, réunie sur le bord de la mer, croyait voir, dans Phryné au bain, Vénus sortant des flots.

J'ai vu des jeunes filles, dont l'état inspirait des inquiétudes, en revenir comme transformées ; à celles qui sont maigres, les bains de mer donnent de l'embonpoint ; celles qui étaient parties avec ce teint de cire ou d'ivoire vert qui a fait si bien dénommer la chlorose, qui étaient incapables de la moindre fatigue, en reviennent avec de la force, les joues colorées, et avec une santé régulière due à ce que le bénéfice du bain se continue longtemps.

Comme les bains de mer ne sont pas à la portée de tout le monde, en raison de la fortune, de l'éloignement, des exigences de la profession, on a cherché si les mêmes résultats ne pourraient être atteints au moyen de l'hydrothérapie ou de l'administration méthodique de l'eau froide. Il peut arriver cependant que l'emploi du froid, sous forme de bains de mer ou celle de douches hydrothérapiques, amène tout d'abord des accidents nerveux ou une surexcitation tout à fait inattendue. Ce sont là des accidents passagers et auxquels il est facile de remédier, en faisant commencer le traitement par les promenades à l'air vif au bord de la mer, l'emploi de l'eau à une température modérée, pour en arriver petit à petit à l'emploi du froid.

Qu'on décore ensuite l'exercice ou la méthode adoptée du titre pompeux de bains de mer, gymnastique, promenade, etc., il n'en est pas moins vrai qu'ils agissent sur l'économie, en déplaçant le centre d'influence dont ils reportent une partie sur les muscles et la peau, et que c'est toujours le travail musculaire auquel il faut en revenir.

Du reste, la transformation est plus facile qu'on ne croit à opérer. Prenez deux jeunes filles, dont l'une, d'une constitution vigoureuse, jouit de toutes les prérogatives que donne le séjour prolongé à la campagne, tandis que l'autre plus faible, délicate, doit au séjour de la ville une prédisposition nerveuse : mariez la première à la ville, dont elle sera obligée de prendre les habitudes sédentaires, et la seconde à la campagne, où il lui faudra mener une vie active, et vous serez tout surpris de voir, au bout d'un certain temps, que la seconde aura regagné en santé ce que la première aura perdu.

On sait que le célèbre Tronchin, introduit à la cour de Louis XIV, et consulté par des femmes vaporeuses, se borna à leur conseiller un exercice bien entendu, et l'on vit de jeunes et riches femmes frotter par ordre leur appartement. Pour ma part j'approuve fort ces maisons d'éducation, où les jeunes filles trouvent, comme complément d'éducation, un cours pratique de cuisine, lavanderie, blanchisserie, lingerie. On ne peut mieux les disposer à entrer dans la vie, sans éprouver ni embarras, ni déception. Par les habitudes actives qu'elle fait contracter, cette partie de l'éducation peut même devenir une ressource puissante contre l'ennui ou la préoccupation morale.

L'idée de Rousseau, de faire de son Émile un menuisier, a été souvent regardée comme bizarre, mais ceux qui critiquaient l'auteur, ne se rendaient pas bien compte des résultats qu'il se proposait. Son but n'était pas qu'à certains jours ou à certaines heures, son élève se renfermât dans l'atelier d'un menuisier, il voulait seulement, qu'habitué à manier le ciseau et pousser le rabot, il ne fût jamais embarrassé pour le cas où une circonstance fortuite exigerait une certaine dextérité et l'habitude du travail, il voulait encore faire de la profession manuelle comme une sorte de gymnastique où son élève, fatigué du travail de tête, trouverait une diversion agréable et un remède certain.

La connaissance d'une profession manuelle fut pour beaucoup d'émigrés, la source de bien des compensations. Ce fut une raison pour Louis-Philippe, dont l'éducation avait été dirigée dans ce sens, et qui avait gardé, sur le trône, toutes les qualités qui constituent l'homme pratique, de faire apprendre une profession manuelle à ses enfants ; et j'ai vu le comte de Paris recevant une leçon d'ébénisterie.

Le proverbe, qui travaille prie, est donc la traduction de cette influence exercée par la fatigue ; les membres reçoivent l'afflux sanguin et nerveux qui, souvent, irait porter au cerveau l'agitation et le désordre. Les colonies agricoles et pénitentiaires de Mettray, Petit-Bourg, Bradières, près Poitiers, les établissements de Bonnières et de la ferme Sainte-Anne, qui dépendent de l'administation des hospices de Paris, sont là pour attester l'influence fortifiante et moralisatrice du travail.

Croit-on que Pascal aurait été la victime de sa fiévreuse imagination, et de l'exaltation nerveuse, qui en était la conséquence, si, de bonne heure, on avait donné à son organisation nerveuse, le travail pour correctif?

L'espèce d'intérêt que le monde porte à ces types maladifs, tient à plusieurs causes : l'une d'elles, et la plus importante, est intimement liée à notre doctrine religieuse. Chez les anciens, l'éducation avait été beaucoup plus physique que morale : à part les idées de quelques philosophes, et de quelques législateurs, la civilisation ancienne était matérialiste et recherchait, avant tout, le perfectionnement des facultés physiques, le triomphe de la force matérielle. Le Christianisme, au contraire, pour opérer une réaction nécessaire, combattit les instincts et les appétits de la matière organisée, et déclara la guerre au corps ennemi de l'âme. Aussi, la plupart des écrivains, et des moralistes chrétiens, se plaçant à ce point de vue exclusif, prirent l'habitude de considérer l'âme comme emprisonnée et gênée par un corps embarrassant qui l'empêche de prendre son essor. En partant de ce principe, le triomphe de l'esprit sur la chair, était facilement obtenu par une éducation dirigée d'une façon convenable ; mais, à la longue, il arrivait que le corps se trouvant dominé, conduit par cet esprit inquiet, capricieux, subissait un affaiblissement, une désorganisation, qui finissait par ôter à l'âme une partie de sa liberté d'action ; car, plus le corps est faible, plus il commande. Conséquence exagérée du Christianisme, ce système d'éducation régna pendant tout le moyen-âge, et imprima, plus ou moins, une tournure théologique aux études d'alors. Locke, un des premiers, réagit contre ces idées, et montra que la santé du corps et le calme de l'esprit, résultats ordinaires de l'entente parfaite du corps et de l'âme, devaient être le double but de l'éducation. Suivant lui, elle ne devait plus avoir pour but de faire des gens d'église et des gens d'école, elle devait, avant tout, faire des hommes ; première raison pour s'occuper, d'abord, de l'éducation physique, et plus qu'on ne le faisait alors. N'est-ce pas d'ailleurs faire injure au Créateur que d'apprécier et de cultiver seulement une moitié de notre nature.

Bien entendu, qu'il ne s'agit pas d'avoir une règle invariable, et d'ambitionner, pour tous les enfants, le même degré de force physique. Il est une époque où l'éducation doit être soumise à une sorte de bifurcation, à partir de laquelle l'enfance du guerrier doit être plus agissante, et celle de l'homme de lettres plus pensante, quoique toujours sobrement. Une fois cette bifurcation opérée, pendant longtemps encore, les enfants destinés à différentes carrières, doivent être mêlés dans les exercices physiques ; et, même, pour un grand nombre d'enfants des villes, il y a avantage à reporter à un âge assez avancé, cette bifurcation, qu'il faut se garder d'opérer brusquement. En effet, on peut regarder comme un des fléaux de l'époque actuelle, la spécialisation des forces qui énerve déjà l'enfant, quand elle ne le tue pas. Spécialisation des forces physiques, l'enfant, comme l'ouvrier des fabriques, n'est plus qu'une machine, à laquelle on ne demande même plus d'intelligence, et dont on n'emploie dans certains cas qu'un seul muscle, un seul compartiment du cerveau. Spécialisation de l'intelligence, tournée uniquement vers un but, sans qu'elle puisse s'en laisser distraire. Dernièrement, un savant professeur, M. Marchal de Calvi, émettait dans un cours scientifique, la conclusion suivante sur le milieu social. « La vie est devenue une mêlée, une « bataille, et c'est le système nerveux qui combat : « anxiété de l'espoir, angoisse de la crainte, agi- « tation de l'incertitude, passion du bien-être, du « luxe et du plaisir ; échecs de l'ambition, de l'or- « gueil et de la vanité, tout y aboutit, tout y « retentit. Et, pour comble, voilà que l'homme se « fait remplacer de plus en plus par les machines, « dans tout ce qui exige l'emploi de la force. Le « muscle s'en va, et le système nerveux est sur-

« mené : telle est la caractéristique du siècle. Si
« la gymnastique ne nous vient en aide, bientôt
« on ne verra plus que convulsions et inertie ; le
« mouvement réglé, maître de lui-même, le mou-
« vement robuste aura cessé. »

La vertu, elle-même, résulte plus qu'on ne pense
de l'accord, ou de la pondération parfaite, de toutes
les fonctions de l'économie. Il semble que, chez
beaucoup de jeunes-gens de la ville, les ressorts de
l'organisme soient tellement usés ou faussés, que
l'on ne puisse plus les faire jouer naturellement.
Aussi, l'éducation des enfants de la campagne, dont
l'imagination et le jugement ont conservé toute
leur fraîcheur, et qui ne se sont jamais trouvés en
présence que des beautés de la nature, est-elle
plus facile que celle des enfants de la ville, et
fournit-elle des résultats plus droits. La différence,
qui existe entre ces deux classes de l'enfance, est
comparable à celle qui faisait préférer par les premiers pasteurs de l'église chrétienne, les barbares
avec leur foi vive, leur imagination ardente, aux
hommes de la civilisation, minés par le doute,
soumis en esclaves à des habitudes vicieuses, et
que rien ne pouvait tirer de leur inertie. Ah ! si
l'église voulait prendre en main la réforme de l'éducation physique, comme elle a réformé l'éducation
morale, combien l'hygiène ne lui devrait-elle pas, et
quel progrès ne ferait-elle pas faire à l'humanité !

En attendant, si on ne veut voir empirer le mal, il faut que chaque famille opère, dans son organisation, une réforme complète. La première, et la plus importante des mesures à prendre, serait d'apporter un grand soin à bien assortir les unions conjugales. L'union, d'une variété d'espèce, avec la variété identique, doit donner un produit offrant tous les caractères de cette variété. Quand deux époux sont nerveux, que peut-il résulter de leur union? Des enfants nerveux à un plus haut degré. Il serait encore à désirer, que les enfants qui offrent tous les caractères de ce tempérament, ou qui y sont prédisposés, soient détournés du séjour des villes, et surtout de la vie de fabrique. Il faudrait, enfin, chercher à affermir et régulariser le jeu de l'économie pendant la jeunesse, de façon à lui donner dans le caractère et le tempérament, une stabilité profitable pour l'avenir.

Gymnastique.

Platon conseillait d'exercer le corps et d'en prendre soin comme de l'âme, afin que semblables à deux coursiers robustes et bien attelés devant un même char, l'un et l'autre puissent concourir à le traîner avec une même force.

Les Athéniens avaient consacré les exercices

gymnastiques à Apollon, parce qu'ils adoraient en lui le dieu de la santé, de la force et du courage, et ils faisaient de ces exercices l'élément principal des jeux olympiens, pythiens, isthmiques, etc.

Dans toutes les villes de la Grèce, il existait des gymnases, fréquentés surtout par l'enfance et l'adolescence, et où les anciens, comprenant mieux que nous combien le travail de l'intelligence peut être aidé par un travail physique convenable, avaient mis les lieux d'exercice pour la course, le saut, la palestre, à côté des salles destinées à l'instruction de la jeunesse. Athènes en possédait trois principaux, mais celui qui portait le nom de lycée est restée célèbre. Pour plus de recueillement, on les plaçait ordinairement hors des murs de la ville, et ils étaient entourés de bois sacrés et de jardins. Chaque gymnase avait un directeur ou gymnaste chargé de la direction méthodique des exercices, et de leur appropriation à l'âge et à la force des enfants, qui trouvaient dans le pédotribe un guide pour le détail des manœuvres. A Rome, sous la république, les enfants et les hommes faits se rencontraient dans les exercices du champ de mars, qui formèrent ces citoyens et ces guerriers auxquels Rome dut l'empire du monde. Auguste lui-même, pendant la plus grande partie de sa vie, prit part à ces exercices dont l'abandon est signalé par Montesquieu, comme une des principales causes de la décadence des Romains. Plus tard, le triomphe des idées d'égalité civile et de fraternité humaine, amena, avec le mépris de la force brutale, une indifférence fâcheuse pour l'éducation corporelle. Ce ne fut, ensuite, qu'à la fin du siècle dernier, qu'on vit des gymnases s'élever dans différents états de l'Europe. En France, les gymnases Amoros et Triat, qu'on peut considérer comme des modèles du genre, sont d'une époque encore plus récente. Depuis, ces établissements se sont multipliés, mais ils restent encore en dehors de l'éducation commune, et ne sont fréquentés que par une faible partie de la population.

Chez les anciens, les Grecs surtout, la gymnastique comprenait trois branches destinées, la première à fortifier le corps des enfants et des jeunes gens, et les deux autres à former spécialement soit des guerriers, soit des athlètes. Ces deux derniers genres de gymnastique, dont je n'ai pas à m'occuper ici, eurent même une vogue extraordinaire, mais la vogue amena l'abus, l'abus amena le discrédit, et l'habitude de la gymnastique se perdit.

Quant à la première branche de la gymnastique, déjà préconisée par Hippocrate et les plus habiles médecins de l'antiquité, elle avait pour but l'accroissement des forces, le maintien ou le rétablissement de la santé. On sait que l'appareil musculaire est la substance charnue qui entoure les os

des membres et du tronc. Cette substance se subdi-
vise en un certain nombre de tronçons, concourant,
chacun pour leur action spéciale, à nos mouvements, et qui portent le nom de muscles.

A la suite de tout exercice où les muscles ont été
mis en mouvement, le jeu de la poitrine est augmenté, elle-même se développe, et les os sont for-
cés de s'aguerrir contre les efforts auxquels les a
soumis l'action musculaire. Là ne se bornent pas les
effets de l'exercice, la circulation se fait mieux, le
sang afflue à la périphérie du corps, la sueur et les
autres secrétions ont lieu également bien, et la
nutrition est obligée de répondre à un besoin de
réparation d'autant plus grand, qu'on a dépensé
plus d'activité ou de vie. Tous les organes pour
lesquels l'immobilité est aussi contraire que pour
les rouages d'une machine ont donc fonctionné. Le
cerveau lui-même reposé, rafraîchi par l'apport
d'un sang plus riche, n'est plus le siége d'une sta-
gnation sanguine, comme cela arrive la plupart du
temps, avec les occupations qui exigent la tension
de l'esprit ou l'immobilité continue. De là, avec
l'absence de toute sensation de fatigue vers la tête,
l'origine de la bonne humeur ; tandis qu'une éducation efféminée, une vie inactive, rendent à coup
sûr les enfants maussades et maladifs. Il n'y a par
conséquent pas lieu de s'étonner si la statistique
proclame que dans les villes et les campagnes de la

Grande-Bretagne, où les stimulants gymnastiques sont plus ou moins négligés, la population locale tend à décroître ou à dégénérer, tandis qu'elle s'accroît et se développe au contraire dans tous les endroits où les amusements virils sont en honneur.

La gymnastique est-elle donc indispensable à l'éducation, et faut-il faire passer tous les enfants par l'haltère ? A cela, on peut répondre non, s'il s'agit des enfants des campagnes, qui ont pour eux le mouvement au grand air et une succession d'exercices ou de jeux plus variés. A plus forte raison, peut-on en dire autant des enfants élevés dans un pays de montagnes. J'avoue même une prédilection particulière pour les exercices qui se présentent sous la forme de jeux. Le motif, de cette préférence, est qu'il existe une foule de mobiles, comme l'amour-propre, les récompenses, etc., à l'aide desquels il est facile de stimuler l'activité des enfants, et presque de renouveler, en mettant un but à chaque exercice, ce qui se passait aux îles Baléares, où les mères plaçaient le panier, contenant les aliments nécessaires à leurs enfants, sur un arbre élevé, d'où ceux-ci étaient obligés de l'abattre à coups de fronde. Les enfants ainsi dirigés deviennent capables de faire un effort quelconque, de le renouveler avec facilité, aisance ; et de tels jeux valent cent fois mieux pour eux que l'exemple d'un professeur, aidé de tout l'attirail d'un gymnase.

Par contre, la gymnastique devient indispensable

quand il s'agit de fortifier un corps débile, ou ra-
chitique, d'enforcir des organes faibles, en un mot
de sauvegarder la santé présente ou à venir. « Ce
« n'est pas assez de lui raidir l'âme, il faut aussi lui
« raidir les muscles. Il le faut rompre à la peine et
« âpreté des exercices, pour le dresser à la peine,
« et âpreté des dislocations de la colique, du cau-
« tère, et de la geôle aussi, et de la torture. L'ac-
« coutumance à porter le travail, est accoutumance
« à porter la douleur. (MONTAIGNE). » Thémistocle,
Socrate, Pélopidas, Démosthènes, dont la constitution était primitivement débile, durent à la gymnastique de pouvoir résister aux fatigues. Grâce à
elle, Agésilas, né si boîteux et si faible, qu'on l'eût
noyé sans les larmes de sa mère, devint un des
plus vigoureux et des plus illustres capitaines de
son siècle. Les deux Caton, César, Adrien, Marc
Aurèle, n'acquirent, que par elle, la vigueur qui
leur permit de supporter la fatigue des voyages et
de la guerre.

Enfin, la gymnastique est le meilleur calmant, et
l'antispasmodique le plus certain contre la chorée,
l'épilepsie, l'hystérie, l'hypochondrie. Chez une
jeune fille choréique que j'ai eue longtemps sous
les yeux, et dont les mouvements étaient si désor-
donnés qu'il la fallait tenir couchée dans une boîte
matelassée, on arriva par la flexion et l'extension
successives des membres, jointes à des frictions sur

tout le corps, à redonner chez elle un peu d'activité au système musculaire et à augmenter la circulation. Au moment de la puberté, la gymnastique prévient chez les jeunes filles, les maladies que l'oisiveté du corps et l'activité de l'imagination multiplient dans cette période de délicate transition.

Un des faits les plus curieux que présente l'organisation humaine, est certainement la faculté qui existe chez tout individu, d'augmenter, dans une certaine limite, en les exerçant continuellement, la puissance d'un membre ou d'un muscle isolé! Le sang afflue dans la partie qui reçoit un surcroît d'activité; le nombre des molécules constitutives augmente, et lui donne un volume double ou triple, en même temps que la fonction, dont elle est chargée, s'opère plus facilement; certaines professions en offrent un exemple frappant. Chez les danseurs et danseuses, les membres inférieurs prennent un développement énorme; chez les boulangers, forgerons, ce sont les membres supérieures; et chez les lutteurs et athlètes, les muscles de l'épaule et des reins.

En vertu de ce principe, on parvient, chez l'enfant, à lutter, par l'exercice des muscles opposés, contre le développement anormal et isolé, de certaines parties musculaires, avec tendance à la difformité. La gymnastique sert encore à produire un antagonisme de mouvements contre le vice des attitudes permanentes, ou d'une série d'actes toujours les mêmes, auxquels condamnent certaines professions. On pourrait même dire qu'en cela consiste tout l'art de l'orthopédie.

En général, on a le tort de regarder la taille élevée comme l'indice principal de la force, tandis que celle-ci dépend plutôt d'une poitrine bien développée. Les Romains ne recherchaient pas la haute taille dans les soldats ; aussi les peuples, qu'ils appelaient barbares, les méprisaient-ils à cause de leur petite taille. *Brevitatem corporum.* (CÉSAR). Bien plus, quand la taille élevée ne se trouve pas unie à un développement proportionnel de la poitrine, on peut la regarder de même que la taille trop basse, comme un signe de faiblesse, et une de ces difformités qui sont le fait de l'homme et de la civilisation. Les médecins militaires savent très-bien que les constitutions de moyenne et même de petite taille, mais carrées et fermes, qui se rencontrent parmi les voltigeurs et les chasseurs, offrent plus de ressources que les grenadiers, dont un grand nombre, originaires du Nord et de l'Alsace, subissent facilement les atteintes de la maladie. Par conséquent, préférablement à celle de la taille, on devrait faire la mensuration de la poitrine, dont l'ampleur, chez un individu, est le signe le plus sûr de la force de la constitution. En effet, le développement de la poitrine ne s'acquiert

le plus souvent qu'à la suite des efforts continuels,
faits par le système musculaire ; or, comme tout se
tient, la respiration devient forcément plus active,
et amène, au bout d'un certain temps, l'amplitude
de la poitrine. C'est le cas de ces montagnards,
dont la vigueur frappe les yeux de ceux qui
visitent, soit par exemple les Pyrénées, soit les
Highlands. Qu'on se transporte, aux écoles de natation, aux conseils de révision, partout enfin où
l'homme fait une exhibition réelle de sa personne,
et, rien qu'à la conformation des poitrines, on distingue celui qui vit en plein air et exerce ses
membres, de l'homme de bureau. Le premier a la
poitrine carrée et largement développée, tandis que
le second a une poitrine étroite, aplatie, et presque
concave à sa partie antérieure. Ainsi, l'amplitude
de la poitrine est le signe représentatif de l'énergie
de la sanguification et de la circulation, de la force
du cœur et de la fermeté de tous les tissus. Du reste,
M. Baudement vient de prouver que, chez les animaux de boucherie, le développement de la région
thoracique, l'ampleur de la poitrine, sont les indices du poids acquis par les animaux, et du degré
de leur supériorité, comme utilisateurs des aliments
qui leur sont donnés.

Chez un grand nombre d'enfants de la ville,
qui, empêchés de sortir des habitations, ne peuvent
guère s'amuser qu'à des jeux sédentaires ou se

distraire avec des livres, des gravures, etc., les poumons restent repliés, la poitrine, cage osseuse et musculaire, qui suit les mouvements des poumons, reste plate et devient insuffisante pour le cas où, une course rapide, un effort violent, nécessitent des aspirations plus considérables. Sont-ils obligés de gravir une hauteur? ils perdent bientôt haleine, et quelque temps se passe avant qu'il leur soit possible de dilater complétement leurs poumons. En pareil cas la gymnastique est indispensable pour développer la poitrine et rendre la circulation du sang plus riche et plus active.

Pendant le cours d'un travail intellectuel, un exercice modéré ramène la faculté dé perception, perfectionne les sensations, réveille l'imagination engourdie, rend à la pensée sa force et son élan. Cicéron et Pline attribuaient ces avantages à une gymnastique rationnelle; et les philosophes anciens dissertaient en se promenant sous les ombrages.

En présence d'un raisonnement appuyé de faits aussi concluants, la pensée se reporte vers nos lycéens renfermés pendant une grande partie de la journée, travaillant beaucoup du cerveau et fort peu des membres. Dans ces conditions, que l'on dit nécessaires à leur culture intellectuelle, il faudrait instituer, à leur profit, la culture de l'appareil locomoteur. L'exercice actif du corps vaudrait assurément mieux, pour ces enfants, que les soi-disant récréations qui sont intercalées entre leurs études, récréations qui, avec les goûts sérieux qu'on inspire avant l'âge à la jeunesse, ne méritent plus ce nom, puisqu'on voit les enfants se promener gravement, et traiter de questions d'avenir ou de politique, au lieu de se livrer à des exercices qui pourraient avoir une action bienfaisante sur l'esprit en même temps que sur le corps.

Outre l'avantage de balancer cette inertie ou ce défaut d'initiative, la gymnastique pourrait en prenant une part plus importante dans les institutions pédagogiques, procurer à la jeunesse entassée dans les colléges, la force et l'adresse qui est l'emploi économique de la force; agissant de plus par la contraction des muscles sur les leviers osseux et sur les surfaces articulaires, elle étendrait la limite ordinaire des mouvements, en même temps qu'elle réglerait en quelque sorte le développement du squelette, dont la configuration contribue tant à l'aisance des attitudes et à la grâce de la démarche. On reconnaît, à leur tenue, les officiers qui ont été élevés au prytanée de la Flèche, où ils sont appliqués à la gymnastique dès l'âge de neuf à dix ans. Si l'on en croit M. Alph. Esquiros « une nouvelle « méthode s'est même introduite, depuis quelque « temps, dans certaines écoles publiques anglaises, « où se rendent les fils de la classe moyenne et de « la classe ouvrière. Les élèves ne consacrent à

« l'étude qu'une moitié de la journée, tandis que
« l'autre moitié est entièrement employée en jeux
« et en exercices gymnastiques. Il paraît même
« prouvé que les écoliers qui ne passent que quel-
« ques heures dans les classes, avancent plus vite,
« et ont l'esprit plus alerte que ceux qui pâlissent
« toute la journée sur leurs livres. Ils prennent en
« outre des aptitudes physiques, dont les Anglais,
« avant tout, sévères économistes, ont cherché à
« préciser les avantages. Ils ont calculé que les
« forces produites par ce système de diversion,
« équivalaient pour le travail à un accroissement
« d'un cinquième de la population britannique,
« quintupler la valeur des bras sans augmenter le
« nombre des bouches, quel profit sûr ! »

Il est cependant un fait dont les parents doivent
être avertis, pour ne pas y attacher trop d'importance. Les enfants se ressentent plus vite que les
grandes personnes de l'excès d'activité musculaire ;
presque tous maigrissent un peu dans les premiers
temps de leur application à la gymnastique.

Dans les grandes villes, et surtout à Paris, les
enfants sont en quelque sorte condamnés à une
sorte d'emprisonnement que chacun de nous dé-
plore ; l'espace, l'atmosphère, le soleil leur manquent ; quoi de plus triste que cette immobilité
forcée, cet étouffement continuel qu'endurent les
rejetons de tant de familles qui ne sont pas assez

riches pour leur procurer la promenade quotidienne et les jeux nécessaires à leur âge. De là, en partie, ces générations chétives par le corps, atrophiées par l'esprit dont abondent nos cités. Il y a bien les salles d'asiles et quelques gymnases particuliers, création excellente de ces derniers temps, nobles aspirations du progrès social, en ce qui concerne les soins de la première enfance ; mais, là encore, les enfants sont plus ou moins entassés, renfermés, immobilisés par les nécessités même du genre d'établissement. D'ailleurs, les salles d'asile ne servent guère qu'aux familles les plus pauvres, et les entrées des gymnases particuliers coûtent cher. La fréquentation de ces derniers pourrait être bonne, mais comme il est rare, à moins de cas spéciaux, qu'on sente le besoin d'aller exercer ses muscles les uns après les autres, comme rien n'y attire, on n'y va pas.

Athènes avait trois gymnases, immenses établissements où l'on recevait l'éducation sous toutes les formes. Pourquoi chacune de nos villes n'en aurait-elle pas un qu'elle favoriserait et entretiendrait avec le soin que mérite ce qui touche la partie la plus intéressante de la population ? Qui n'a vu, au Luxembourg ou aux Champs-Elysées, des jeunes gens de tout âge, suivre avec ardeur la course d'un ballon ou d'une boule, et qui n'a souvent été tenté de les imiter. Le sentiment dont sont animés dans ce cas les spectateurs, nous est un garant de la faveur qui accueillerait la création de gymnases publics, qui, vastes, aérés, situés autant que possible au milieu d'un jardin ou d'un square, auprès d'une promenade, finiraient par devenir un lieu de rendez-vous, où la vue des exercices exciterait l'émulation. Ces établissements analogues aux jeux de paume et aux Arquebuses du siècle dernier, pourraient encore avoir l'organisation de nos cercles, et rien n'empêcherait de les garnir de fleurs, de plantations, qui en rendissent le séjour agréable, de façon qu'on puisse alternativement se promener en causant, et se livrer à l'exercice.

Hydrothérapie.

L'administration méthodique de l'eau n'est pas une chose aussi nouvelle qu'on pourrait le croire, d'après le bruit qui s'est fait autour d'elle depuis un quart de siècle ; et d'après l'opinion d'Orfila, faire absorber beaucoup d'eau sous forme de tisane ou autre, constitue même le fond de la médecine française ; mais il fallait l'énergie et la persévérance d'un paysan de la Silésie, Priessnitz, dont la réputation est maintenant européenne, pour montrer tout le parti qu'on pouvait tirer de l'administration de l'eau froide, et pour en populariser l'emploi.

Priessnitz, partageant ses soins entre un mauvais

petit cabaret, à Grœfenberg, et quelques morceaux
de terre, sut mettre à profit des indications vagues
que lui donna un berger nomade sur les vertus cu-
ratives de l'eau. Le berger, il est vrai, ajouta des
paroles mystiques, mais Priessnitz fit comme Percy
avait fait longtemps avant lui. Ce grand chirurgien
raconte qu'un meunier, ayant guéri, à Strasbourg,
des blessés avec une eau miraculeuse, il employa de
l'eau simple et obtint le même succès. Le cabare-
tier de Grœfenberg devina bientôt que l'eau, et
non le charme, produisait la guérison et employa
ce remède dans les accidents qui survinrent autour
de lui, et pour les bestiaux. Petit à petit il se fit
connaître, et l'affluence fut telle que le cabaret devint, avec le temps, un établissement considérable
où les malades arrivaient par milliers.

La nouvelle méthode réunissait, il est vrai, tout
ce qui est nécessaire pour enthousiasmer les gens
du monde. L'eau et le froid sont des agents natu-
rels, on ne s'en défie pas. L'eau purifie le sang, le
froid fortifie les nerfs, etc., ensuite des sueurs abondantes, des éruptions furonculaires, font naître
l'idée de crise, d'évacuation d'humeurs. De plus,
l'hydrothérapie a l'avantage de ne dépouiller l'économie d'aucun principe important; et pour tous les
enfants faibles, dont la peau réagit lentement, ou
les gens timides, elle arrive graduellement à leur
faire accepter l'eau froide sans aucune appréhen-

sion, et même avec plaisir. Voilà ce qui séduisit Priessnitz et ses malades, en leur persuadant que rien n'est plus simple que la médecine. Ajoutez à cela des cures réelles.

Déjà, de temps immémorial, les paysans de la Bohême se faisaient transpirer en s'enveloppant de couvertures de laine ; Priessnitz, mettant à profit cette indication et les résultats de son expérience, en vint peu à peu aux grands bains froids, à la douche et à la transpiration forcée. Sa méthode consistait dans l'enveloppement du corps entier, dans un drap mouillé, en même temps qu'il faisait boire beaucoup d'eau ; puis, au moment où la sudation était arrivée, il faisait donner une douche d'eau généralement froide, ou plonger dans un grand bain froid. Qu'on joigne à cela une nourriture simple et sévère, de l'exercice en tout temps, sous forme d'une promenade indiquée dans la forêt. En même temps, et comme l'hydrothérapie impose avant et après le traitement, des frictions générales prolongées, il y avait obligation pour chaque malade, même les femmes les plus délicates, de scier et fendre une certaine quantité de bois.

L'action, bien connue du froid comme calmant et comme tonique, ou fortifiant, l'indiquait, tout d'abord, contre les affections qui dépendent d'un tempérament nerveux ou lymphatique ; aussi l'hydrothérapie obtient-elle de très-beaux succès contre les convulsions, les spasmes de tout genre, l'hystérie, ou bien contre ces troubles divers qu'engendre la malaria urbana. Elle convient également à ces petites filles à peau blanche, fine, à cheveux blonds, yeux bleus, système musculaire grêle, teint d'un blanc de cire, et dont la peau est tellement sensible aux influences atmosphériques, qu'elles sont constamment sous le coup de rhumes de cerveau et de diarrhées, malgré l'usage de la flanelle et les soins les plus minutieux. Deux saisons de cinq à six mois d'hydrothérapie, avec de la gymnastique, suffisent pour les transformer. La peau a bruni, le teint s'est coloré, le système musculaire a pris du développement, les enfants plus gais, plus vifs, plus robustes, ont l'apparence de la force ; quoiqu'ils aient quitté la flanelle, ils sont moins sensibles au froid. En un mot, si le tempérament lymphatique n'a pas été complétement détruit, il a du moins perdu ses caractères les plus prononcés, et l'état général des jeunes filles a subi une modification des plus heureuses.

Malheureusement, pour que le traitement devînt efficace, il faudrait qu'il fut continué plusieurs années, ou repris fréquemment jusqu'à l'âge de la puberté. Or, combien rencontre-t-on de parents capables de comprendre l'utilité d'une pareille persévérance, et, en admettant qu'ils la reconnussent, combien peu consentent à soumettre un enfant seulement maladif, à des soins incessants, à une éducation en opposition avec les habitudes de la famille et les préjugés établis ? Pourtant si les bains de mer sont, et resteront toujours, l'apanage des classes privilégiées, l'hydrothérapie constitue un moyen des plus simples, presqu'aussi efficace et à la portée de tout le monde.

Les opérations que j'ai citées plus haut, telles que l'enveloppement dans le drap mouillé, la douche, etc., ne sont guère appliquées que sous la surveillance d'un médecin, et conviennent seulement aux enfants si faibles de complexion, qu'ils peuvent passer pour malades. Mais, il est une autre méthode plus facilement applicable, convenant également aux enfants délicats, et à ceux mêmes qui paraissent en bonne santé, chez lesquels elle peut prévenir une foule d'indispositions.

Cette méthode consiste, au moment où l'enfant est sur le point de se lever, à le faire mettre nu et encore humide de la sueur du lit, au-dessus d'un bassin plat en zinc. Prenant une éponge, simplement humide, on commence une friction générale qui habitue la peau à la température de l'eau, on mouille ensuite complétement l'éponge dont l'impression devient supportable, et on la passe rapidement sur toute la surface du corps, principalement aux parties qui sont le siége habituel d'une sécrétion de sueur, telles que le creux de l'aisselle, l'entre-deux des cuisses, la plante des pieds. L'opération terminée, on essuie rapidement l'enfant avec un linge sec, et on le fait remettre au lit quelques instants, ou tout simplement on l'habille prompte-ment, et, quand cela est possible, on lui fait faire une course ou une promenade.

Il est encore préférable au moment où l'enfant se lève, de le frotter vigoureusement, ou de le faire se frotter lui-même, avec un gant de crin ou une brosse dure. Il survient promptement de la sueur, même en hiver, et la peau est rougie ; à ce moment, on saisit l'éponge pleine d'eau et on la passe sur toute la surface du corps. Il en résulte une sensation de rafraîchissement indicible, puis, une fois la peau séchée, et le premier vêtement remis, une réaction de chaleur telle à la péri-phérie du corps, que la peau semble brûlante. Ce dernier effet est même d'autant plus prononcé que la sudation était plus complète, et la température de l'eau plus basse. Cette méthode très-simple, comme on le voit, a l'avantage d'opérer une sorte de rafraîchissement de la peau, dont elle ouvre les pores, et qu'elle maintient en parfait état. Le sang afflue vers le réseau capillaire de la peau, et réagis-sant sur toute l'économie, active la circulation gé-nérale, tend à dissiper les congestions vers la tête, ou toute autre partie du corps, facilite les fonctions de l'estomac, et procure une sensation de force et de bien-être remarquable. Un dernier avantage de ce procédé hydrothérapique, c'est qu'en hiver il communique à la peau, pour toute la journée, une sensation de chaleur très-appréciable.

J'entends d'ici se produire les objections. Est-il possible, dira-t-on, d'exposer de pauvres enfants, en sueur, au contact d'un liquide qui peut se trouver à la glace. D'abord, la sensation, surtout quand on fait cela depuis quelques jours, est moins celle du froid que d'un rafraîchissement agréable ; ensuite, le froid est d'autant moins sensible que la peau a été plus excitée, frictionnée, et est plus en sueur. La plupart des enfants savent par expérience que l'eau à la glace est facilement supportée par les mains, quand celles-ci ont été préalablement échauffées au contact de la neige.

Les personnes timorées peuvent même apporter le petit bassin au pied du lit de l'enfant, et employer de l'eau à la température de la pièce ; mais là n'est pas la difficulté, et j'affirme que les personnes qui emploieront cette méthode verront, au bout de quelques jours, l'enfant réclamer l'eau la plus fraîche possible. Quant aux inconvénients qu'on pourrait craindre du passage brusque de la sueur au froid, il n'y en a aucun. Au sortir d'étuves, et le corps ruisselant de sueur, les Russes vont, en plein hiver, se jeter dans des cuves d'eau à la glace ou des étangs. C'est, qu'en effet, il y a une différence immense, entre le refroidissement lent dans un courant d'air ou par l'exposition à la pluie, et celui qui a lieu brusquement par les méthodes que je viens d'indiquer.

L'objection du froid n'est donc pas plausible, si on a soin de ne pas rester plusieurs jours sans faire la petite opération que j'ai décrite, car l'accoutumance au froid est une propriété qu'on gagne et qu'on perd avec une égale facilité. Je ne sais plus quel docteur allemand, qui habitait Dresde, avait mis à la mode de continuer, pendant l'hiver, l'usage des bains de rivière, même quand il fallait casser la glace. Cette méthode hygiénique et peu coûteuse, était suivie chaque jour par un certain nombre d'enthousiastes, seulement, le disciple qui me racontait le fait, m'avoua qu'ayant été obligé de quitter la ville pendant quelques jours, il ne s'était plus senti, à son retour, le courage de continuer.

A ceux qui trouveraient trop long ou trop compliqué l'usage de la brosse et de l'éponge mouillée, bien que la toilette de l'enfant n'en soit pas allongée de plus de cinq minutes, je conseillerai tout simplement de jeter sur les épaules de l'enfant, placé dans une baignoire, un ou deux seaux d'eau froide, puis de sécher rapidement et de le faire promener. Entrant un jour dans la chambre à coucher d'un jeune homme, qui jouissait d'ailleurs d'une belle santé, je fus surpris de voir, dans un coin, un bassin circulaire en zinc contenant de l'eau. Devinant à quoi cela servait, je voulus avoir quelques détails, et j'appris du jeune homme que, depuis son enfance, il avait l'habitude, en se levant, de s'éponger la surface du corps. Ramenée à ce degré de simplicité, l'hydrothérapie est à la portée de tout le monde, et devrait faire partie du régime des enfants rachitiques, faibles de constitution ou même d'apparence lymphatique. Son emploi, préférable à celui de l'huile de foie de morue et du sirop anti-scorbutique, peut encore remédier à l'embonpoint des uns et à l'amaigrissement des autres.

Les jeunes filles chlorotiques, sujettes à des palpitations, des maux de tête, des migraines, trouveront, dans l'hydrothérapie, le meilleur adjuvant de ce fer qu'elles ont tant de peine à digérer. Qu'elles ne se rebutent pas d'une ou même plusieurs épreuves défavorables; car il est particulier aux êtres doués d'un système nerveux irritable, de ne pouvoir supporter aisément un agent qui surexcite la sensibilité comme le froid; mais, peu à peu cette impressionnabilité diminuera, les nerfs se calmeront, et elles jouiront du bien produit par l'action calmante et tonique du froid. Il en est de cela comme du mal qu'en raison de l'impressionnabilité de son cœur, éprouve un jeune enfant la première fois qu'on lui fait prendre un bain de rivière, et comme de petits accidents qui signalent l'arrivée aux bains de mer, des sujets doués d'une certaine irritabilité nerveuse ; force est à ces derniers d'aller petit à petit, et de préluder aux bains par un séjour plus ou moins prolongé sur le bord de la mer.

Maigreur, Entraînement, Beauté du corps

Il n'est personne qui n'ait été à même de juger de la facilité avec laquelle la nature modifie et varie à l'infini, au moyen du climat et de la configuration du sol, toutes les espèces existant à la surface du globe. Si nous prenons l'homme pour exemple, nous voyons qu'elle a fait descendre d'un seul et unique sujet les peuplades sans nombre qui habitent le globe. Sous nos yeux, l'émigrant ne réussit à s'acclimater qu'en modifiant ses habitudes et même son tempérament, et il donne naissance à une lignée, qui par sa constitution et l'aspect extérieur du corps, se confond au bout d'un temps assez court, avec le peuple au milieu duquel elle est venue se fixer. Tel est l'américain actuel, qui par sa conformation extérieure, se rapproche des peuplades peaux-rouges que ses ancêtres ont expulsées du sol habité par lui.

Ce que fait la nature, l'homme est capable de le faire sur une plus petite échelle, et, chaque jour, il en fournit la preuve par des expériences qui enrichissent son vivier et sa basse-cour aussi bien que son jardin et son verger. Dans les produits obtenus par lui, qu'il s'agisse de la fleur ou de l'oiseau, du fruit ou du poisson, il n'y a pas seulement que l'apparence extérieure qui ait changé, les organes internes, quoique moins modifiables que les externes, parce qu'à des degrés divers, ils sont nécessaires à l'entretien de la vie, n'en présentent pas moins, pour certaines espèces et pour certaines races, des modifications considérables. Dans nos fruits cultivés, comme dans nos racines potagères, les éléments organiques eux-mêmes ont été atteints; ceux que l'homme recherche pour sa nourriture se sont multipliés, les autres se sont réduits. Chez les animaux, les mêmes transformations, quoiqu'à un degré moindre, ont été produites. Dans nos races coureuses, la charpente osseuse s'est allongée, l'appareil tendineux, très-développé, la relie à des muscles forts, mais secs et maigres. Au contraire, dans nos animaux de boucherie les plus estimés, les os, les tendons ont été réduits au moindre développement possible, et les muscles sont très-volumineux, mais abreuvés de sucs et entrelardés de graisse.

Pour tout cela rien n'a manqué à l'homme, ni le génie, ni l'audace, ni la patience, motif de plus pour regretter qu'il ne dirige pas plus souvent ses études et ses investigations sur la génération et l'éducation des enfants, sujet assurément aussi digne d'intérêt que le cheval barbe ou le bélier mérinos, dont l'acclimatement et le croisement sont depuis si longtemps l'objet de tant d'efforts.

On pourrait croire qu'après avoir mis hors de doute la possibilité, pour l'homme, de suivre la nature dans la voie des transformations, je vais indiquer la constitution la plus convenable pour un enfant sain de corps et d'esprit. Malheureusement, cet idéal n'est pas facile à décrire, car, en raison des exigences du climat et du sol, la nécessité d'un type ou d'un modèle différent, se fait sentir presqu'en passant d'une province dans une autre, et à plus forte raison en changeant de climat. Néanmoins, je vais rechercher, si indépendamment des conditions de climat, race, fortune, etc., les constitutions robustes ne se distinguent pas dans tous les pays par quelques qualités communes.

La vie et le développement de tous les êtres vivants ou végétants, sont soumis à certaines lois d'ensemble, les mêmes pour tous, et qui passent inaperçues pour nous, parce qu'il est rare qu'on embrasse à la fois dans une étude, la plante et l'animal en même temps que l'homme. D'après une de ces lois dont j'ai pu souvent contrôler l'exactitude, les plantes qui parcourent le mieux toutes les phases de leur évolution, dont la reproduction est le mieux assurée, se trouvent être les plantes les plus maigres, et celles qui, fixées sur un sol stérile, sont obligées d'emprunter à l'atmosphère presque tous les éléments de leur nourriture. Sur une terre trop grassement fumée, la végétation marche avec une activité singulière, toutes les parties de la plante sont développées outre mesure, les chaumes acquièrent un volume et une hauteur remarquables, mais la floraison n'arrive pas, ou bien l'automne surprend les épis encore verts. Aussi, bien qu'il en coûte, il n'en faut pas moins regarder ces magnifiques plantes qui, dans nos jardins, étalent leurs doubles pétales, et la végétation luxuriante de leur feuillage, comme des êtres moins parfaits dans l'ordre de la nature. Chez les animaux domestiques, on arrive par une étude comparative à des résultats analogues. Ainsi, il est prouvé que le développement du système musculaire, qui marche ordinairement avec un embonpoint médiocre, est favorable à la reproduction, et que les animaux qui travaillent sont les plus féconds. Une bonne nourriture n'est pas nécessaire pour la multiplication de l'espèce, et elle est même souvent nuisible. Dans la race chevaline en particulier, les formes sèches sont tellement préférées, que tout un art, l'entraînement, a été fondé dans le but de réduire le cheval aux organes strictement nécessaires à la course.

Chez l'homme, placé dans de bonnes conditions hygiéniques, mais qui n'a pas encore subi l'influence de la civilisation, on observe ordinairement les formes sèches du corps; et la graisse n'existe qu'autant qu'elle est nécessaire pour former un bourrelet protecteur autour des muscles et des vaisseaux sanguins. C'est la constitution de l'Arabe, de l'Indien, du Peau-Rouge, et même de la plupart des peuples montagnards.

La Diane du Louvre, aux formes sévères, élancées, et le Méléagre du Vatican sont les types qui nous représentent ce genre de constitution, tandis que l'Apollon du Belvédère, malgré l'admirable proportion de ses formes, est l'objet d'une critique sérieuse. Le bourrelet graisseux, qui recouvre toutes les masses musculaires sans en dessiner les saillies, empêche, dit-on, la statue d'avoir une expression suffisamment énergique. César, pressentant la conjuration, disait, en montrant Brutus et Cassius, ceux que je crains, ce sont ces hommes maigres et pâles, et non pas en indiquant Lépide et autres, ces hommes gras et au teint coloré.

Chez la majeure partie des enfants des campagnes, on peut remarquer un état de maigreur qui se voit rarement au même degré chez ceux des villes. Par l'expression de maigreur, j'entends parler de ces formes sèches, qui sont jointes à la vivacité des yeux, à la promptitude des mouvements, et à l'exercice parfait de toutes les fonctions. Sous des latitudes plus chaudes que la nôtre, cet état de maigreur peut être poussé très-loin, mais partout il est joint d'ordinaire, à la force et à la beauté des formes. Je me rappelle encore de petits Arabes que je trouvai en Palestine, jouant tout nus sur les bords de la fontaine de Siloé; leurs membres étaient effilés, et leur peau brûlée par le soleil s'appliquait sur le corps, au point de montrer en saillie toutes les parties osseuses et musculaires qui le composaient; malgré cela, leur œil noir plein de feu, la vivacité de leurs mouvements, en les faisant ressembler à des petits démons, montraient qu'ils s'accommodaient parfaitement d'une atmosphère de feu.

Par contre, cette maigreur ne doit pas être confondue avec l'amaigrissement, expression qui indique un état maladif, de certains enfants de la ville, chez lesquels il est produit par le rachitisme, et s'accompagne de la difformité de certaines parties du corps, comme les membres inférieurs.

Il est un autre genre d'erreur, dans lequel tombe le public; et l'embonpoint de certains enfants trompe souvent l'œil sur leur véritable constitution, en faisant croire à des forces qui n'existent pas. Ainsi, chez des enfants cachectiques, scrophuleux, ou dont le corps est gonflé de liquide lymphatique, on trouve un embonpoint et une fraîcheur trom-

peuses, quoiqu'en réalité les organes essentiels, et
par là j'entends les os et les muscles, aient un volume peu considérable. Bref, on peut considérer
l'embonpoint chez les enfants, comme le résultat
d'un défaut d'équilibre entre les forces de l'économie, et son développement précoce comme une dégénérescence et un signe de faiblesse. Sans doute,
dans les pays froids, il est des peuples, les Lapons,
les Esquimaux, par exemple, chez lesquels l'embonpoint paraît entrer dans les conditions de la
santé, mais c'est à cause d'un climat excessif, et
pour lequel la nature a été obligée de modifier une
partie des instruments de notre organisation.

L'embonpoint est dû à des causes bien différentes, telles que la quiétude d'esprit, un repos
absolu, le genre de vie peu actif, joint à un régime
abondant, au séjour dans un air humide et dans un
endroit privé de lumière. La graisse se dépose alors
dans toutes les parties du corps, et surtout-sous
la peau. On observe même, quand un organe n'est
plus du tout exercé, sa transformation, petit à petit,
en matière graisseuse.

Il existe une dernière origine de l'embonpoint.
Bien des gens s'étonnent d'en prendre quand ils
n'ont réellement rien fait pour cela. La raison vient
de ce qu'ils étaient dès leur naissance, sous l'influence d'une disposition à l'embonpoint, transmise
par leur famille, et qu'une sobriété de chaque

instant n'a pu complétement détruire en eux.

Du reste, eu égard à l'organisation et aux habitudes de la société actuelle, on peut dire que l'embonpoint accompagne souvent la finesse de la race, et par là je désigne celle qui se trouve depuis longtemps dans des conditions de luxe et de désœuvrement; mais, en tout cas, il n'est pas du tout un signe de force, car il ne va pas avec de gros os, tandis que la charpente osseuse bien développée, est un signe de force. Il en est de même des races d'animaux perfectionnées et des espèces végétales précoces, formées par l'industrie humaine, dans un but d'utilité, ou d'agrément : toutes ont une qualité qui les distingue, elles grandissent et s'engraissent beaucoup plus vite que les autres; en d'autres termes, la rapidité du développement s'est accrue chez elles, mais cette supériorité spéciale, elles ne l'ont obtenue qu'en perdant d'un côté ce qu'elles ont gagné de l'autre. La plupart de ces animaux et de ces végétaux, bien moins robustes que les races sauvages, d'où ils sont sortis, se reproduisent, en outre, bien plus difficilement.

En résumé, un embonpoint médiocre avec une coloration légèrement animée de la peau, les membres bien développés et d'un tissu solide, toutes les fonctions s'exécutant avec aisance, facilité et énergie, voilà le sujet fort et robuste. La force et la masse du corps ne sont point du tout les garants de la santé, c'est de la proportion des organes et de leur harmonie qu'elle dépend principalement. Chez les gens maigres, le jeu de la machine vivante s'accomplit de manière à élever jusqu'à leur maximum, les chances de santé et de longévité. C'est une observation que Lycurgue n'avait pas négligée. Ayant vu qu'un homme, naturellement laborieux, portait partout une santé à toute épreuve, il avait chargé le plus ancien de chaque gymnase, de veiller à ce que pas un de ses camarades ne se laissât appesantir par la nourriture. Aussi, on trouvait difficilement des hommes mieux constitués et plus souples de tout le corps, que les Spartiates qui exerçaient avec un même soin, et le cou, et les bras, et les jambes.

Après avoir montré l'origine de l'embonpoint, et la valeur qu'il a, au point de vue de la santé, je vais indiquer les moyens de le combattre, et les mesures à prendre, si l'on n'en veut pas transmettre le fardeau à ses descendants. Par l'action oxydante de la lumière, on rendra, couleur et ton à la peau, pâlie par un séjour prolongé dans l'obscurité, et on réduira ainsi la graisse, qui s'est accumulée dans les mêmes conditions. On employera l'usage bien combiné d'un régime sévère, uni à l'exercice, pris de n'importe quelle manière. La gymnastique servait au même but chez les anciens, et, chaque matin, le gymnaste faisait, courir son client jusqu'à la sueur. Mais, de tous les exercices, il n'y en a pas qui exige autant de force, de vivacité et de précision, dans les actes musculaires, que l'escrime ; la rivalité prolonge la résistance à la fatigue ; l'imprévu de l'attaque varie à l'infini les contractions musculaires et les poses du corps ; aussi les anciens recommandaient-ils l'escrime pour faire maigrir.

On arrive, de cette façon, à faire disparaître le tissu graisseux en excès, et à diminuer rapidement le poids du corps, sans altérer la santé. L'amaigrissement n'est point général, il porte sur les tissus graisseux qu'il absorbe rapidement, tandis que le tissu musculaire se développe et acquiert une fermeté et une force remarquables. Un passage d'Hippocrate, prouve que déjà de son temps les médecins savaient procurer l'amaigrissement. Pour les individus atteints d'embonpoint, comme pour les neveux et fils de goutteux, existe la recommandation de faire un fréquent usage de la promenade, de frotter le parquet d'un appartement, de bêcher le jardin, de scier du bois, de chasser, etc.; ils devront autant que possible ne pas embrasser de professions sédentaires, parce que c'est surtout pour eux qu'il a été écrit : *Sanitatis exercitatio est, citra saturitatem vesci, artuum labores non refugere.*

Enfin, il est de l'intérêt d'un sujet atteint d'embonpoint, ou prédisposé à le devenir, de croiser la race par un mariage, avec une personne dont la constitution fasse contraste, ou, sinon, il risquera d'avoir des enfants qui accuseront bien plus encore l'état maladif devenu héréditaire dans la famille; à moins que la nature, qui n'aime pas les monstres, ou les êtres très-perfectionnés, n'intervienne par la stérilité.

L'expression d'entraînement, empruntée au langage hippique, signifie l'emploi combiné et méthodique de certaines règles, ou plutôt de certains moyens, tels que le régime, l'alimentation, l'hydrothérapie, la gymnastique. C'est par l'emploi judicieux de ces divers agents, que l'on forme, d'une part, des coureurs et des jockeys pour les champs de courses, et, dans ce cas, on a pour but de diminuer autant que possible le poids dn corps, d'une autre part, des athlètes, des sauteurs, des boxeurs, des lutteurs et des plongeurs, dont l'organisation factice doit répondre à des exigences particulières. Chez le coureur, l'entraînement a pour but de diminuer autant que possible le poids du corps, et chez le lutteur, le plongeur, etc., il se propose surtout de développer le système musculaire, les organes de la respiration et de la circulation, et de rendre l'individu capable de supporter un exercice violent ou prolongé, sans fatigue et sans essoufflement.

La méthode, ou plutôt l'industrie anglaise, de

l'entraînement, est un emprunt fait à l'antiquité, qui, elle aussi, avait des maîtres de gymnase, appliqués exclusivement à la culture de leur art, sous les auspices des médecins ; et habiles à former des athlètes, des coureurs, des sauteurs, des pugilistes.

L'art de l'entraînement montre dans toute leur étendue les modifications utiles, les améliorations que le génie de l'homme peut apporter dans l'organisation de n'importe quel individu. Je vais essayer de montrer par quels moyens on y arrive, et quelles applications pourraient en être faites à l'éducation des enfants.

On ne saurait croire combien d'infirmités et d'indispositions dépendent de l'excès ou du manque dans l'alimentation, et le genre de vie, c'est-à-dire du défaut d'harmonie entre les divers systèmes. La nourriture est une des causes qui modifient le plus l'économie animale. Hippocrate, insistant sur la relation de l'aliment et de l'exercice dans le régime, disait : « L'homme ne peut pas, en mangeant, se « bien porter, s'il ne s'exerce en même temps. La « nourriture et l'exercice ont des propriétés oppo- « sées. » Déjà Lycurgue avait donné de cette relation un exemple célèbre par son à-propos. « Il prit un jour deux chiens, nés de même père « et de même mère, et les nourrit si diverse- « ment, qu'il rendit l'un gourmand et goulu, ne « sachant faire que mal : et l'autre bon à la chasse

« et à la queste ; puis, un jour que les Lacédémo-
« niens étaient tous ensemble sur la place, en con-
« seil de ville, il leur parla de cette manière : C'est
« chose de très-grande importance, Lacédémo-
« niens, pour engendrer la vertu au cœur des
« hommes, que la nourriture, l'accoutumance et la
« discipline, ainsi comme je vais vous le faire voir
« et toucher du doigt. En disant cela, il amena
« devant toute l'assistance les deux chiens, leur
« mettant au-devant un plat de soupe et un lièvre
« vif : l'un des chiens s'encourut incontinent après
« le lièvre, et l'autre se jeta sur le plat de soupe.
« Les Lacédémoniens n'entendaient point encore
« où il voulait venir, ni que cela voulait dire, jus-
« qu'à ce qu'il leur eut dit : ces deux chiens sont
« nés de même père et de même mère ; mais, ayant
« été nourris diversement, l'un est devenu gour-
« mand et l'autre chasseur. »

L'entraînement n'agit pas seulement pour modifier, mais encore pour améliorer ; et, en général, on
peut dire que, dans la plupart des cas, les sujets
qu'on y soumet, reprennent bientôt une partie des
caractères physiques particuliers aux populations
renommées pour leur belle santé et leur vigoureuse
constitution.

Royer Collard rapporte que, chez plusieurs coqs
de combat, tués après l'entraînement, on a trouvé
les organes abreuvés d'un sang vermeil, le cœur,

les parois des vaisseaux plus musculeux, plus ré-
sistants, la graisse avait disparu. Aux chevaux de
course, l'entraînement donne des qualités supérieures d'agilité, de vitesse, sans altérer en rien
leur santé ; enfin, le coureur devient non-seulement
moins pesant, mais mieux portant.

Voici en quoi consiste l'entraînement des boxeurs.
Pour eux, c'est la chose la plus essentielle, et entre
deux individus, dont l'un a été entraîné et dont
l'autre ne l'a pas été, la lutte n'est pas longtemps
douteuse.

Pour l'homme qui se prépare à la lutte, on évacue
au dehors les parties inutiles à l'aide des purgatifs,
voire même des saignées. On choisit des matériaux
qui, sous un petit volume, fournissent aux organes
des aliments essentiellement réparateurs, tels que
des viandes bouillies ou rôties ; les ragoûts, les pâtisseries sont proscrits ; le pain bien cuit est pris,
ainsi que le vin, les boissons alcooliques, en petite
quantité ; puis, à l'aide d'un exercice répété et
gradué, tels que courses, poussées jusqu'à la sueur,
on porte pendant quelque temps tout le mouvement
nutritif sur les muscles ; viennent ensuite les lotions
et les frictions savonneuses, et à l'eau froide ; les
bains froids, les soins incessants de la peau, en
même temps que par les frictions sèches et les
lotions froides, on fortifie les parties du corps
faibles et plus accessibles à la fatigue. C'est à ces

procédés de massage que les boxeurs doivent le bel état, la netteté de leur peau, et la fermeté de leur chair. Suivant R. Collard, chez les hommes qui ont subi le régime, que je viens de décrire, les membres augmentent singulièrement de volume. Les muscles durs, saillants, élastiques, se contractent avec une force extraordinaire, l'abdomen est effacé, la poitrine saillante et fournissant d'amples inspirations. La coloration uniforme de la peau indique la régularité de la circulation. La peau est devenue très-ferme, mais bien transparente, nettoyée de toute éruption. La sensibilité diminue notablement, la vue devient plus nette, l'ouïe plus fine, l'esprit plus dégagé. Un sentiment général de bien et de confiance en soi-même, est le résultat de cette transformation. De là vient, que les Anglais ont coutume de dire que l'entraînement agit sur le moral aussi bien que sur le physique. Une autre opinion, admise dans le même pays, c'est que les boxeurs vivent plus longtemps que les autres hommes.

La belle santé des enfants du village, et surtout l'absence chez eux de ces fluxions d'humeurs qu'on remarque chez beaucoup d'enfants de la ville, vient en partie de ce que le grand air, en fouettant légèrement leur peau, opère de ce côté une révulsion qui maintient l'économie en bon état. A la ville, la gymnastique unie à quelques-uns des procédés que j'ai décrits plus haut, pourrait remplir le même but par la sueur qu'elle provoquerait et la révulsion qu'elle opèrerait vers les muscles et la peau. Par la même raison, l'emploi des exutoires pourrait, être remplacé par une révulsion convenable, entretenue vers la peau, à l'aide de la sueur, de frictions, et de lavages à l'eau froide. Plus soigneux que nous, sous ce rapport, les anciens possédaient un système merveilleux de bains et d'étuves. On voit par les magnifiques établissements, dont les ruines sont encore debout à Rome, tels que les thermes de Caracalla et de Titus, toute l'importance que les Romains apportaient à cette branche de l'hygiène, trop négligée de nos jours. L'anecdote suivante montre combien cette pratique était générale. L'empereur Adrien, voyant à côté de lui, dans la piscine, un vieux soldat que ses blessures empêchaient de se servir du strigille, se mit à le frictionner lui-même. Chaque palais, ou villa, avait, en outre, un appareil de bains chauds et froids, tellement luxueux, qu'un critique en prit occasion de dire, qu'on ne se baignait que dans l'or et dans l'argent. En Orient, le massage, pur et simple de la peau, fait avec la main, constitue encore une pratique des plus usitées, même médicalement. Enfin, l'hygiène des chevaux fournit, à ce sujet, un dernier argument. Qui n'a été frappé du bel état des chevaux d'officiers comparés aux autres chevaux du régiment, cependant, pour les deux catégories, la ration est la même, et la différence vient de ce que les chevaux d'officiers sont mieux brossés, étrillés, en un mot, de ce que leur peau est tenue en meilleur état. Certains vétérinaires pensent même que les soins donnés à la peau, peuvent faire varier, dans une certaine mesure, les formes du cheval.

L'entraînement a donc une certaine valeur en ce sens qu'il est fondé sur l'application d'un grand nombre des règles de l'hygiène. Chez les enfants lymphatiques, qui ont une tendance à l'obésité, il donne le moyen d'assainir la constitution, en la réduisant aux organes strictement nécessaires à la vie. Chez ceux qui sont faibles, rachitiques, nerveux, il fournit les moyens de donner plus d'ampleur et de force à leurs muscles. Il peut encore servir à conjurer les dangers auxquels sont soumis les enfants, qu'on veut acclimater dans les pays chauds, et auxquels il convient d'enlever cet excès de force musculaire, cette constitution sanguine, qui font le malheur de l'Européen dans les pays chauds. Bien entendu, tous les moyens que j'ai indiqués, comme faisant partie de l'entraînement, ne sont pas applicables à l'enfance, il s'agit d'y rattacher ceux qui conviennent le plus à l'hygiène des enfants, quand ceux-ci ont une santé faible qu'il s'agit de modifier. Là, git l'importance ; là, git le pouvoir de l'hygiène.

A une foule d'actes de la vie ordinaire, les Grecs

préludaient par un sacrifice aux Grâces. Pareille invocation ne serait assurément pas déplacée, avant de traiter une question aussi délicate, que celle des rapports du beau avec la forme et l'organisation du corps humain.

Les idées actuelles, au sujet du beau, ont subi une telle déviation de ce qu'elles étaient autrefois, qu'on s'étonne du prix qu'attachaient les anciens à la beauté des formes chez les enfants, et surtout chez les jeunes-gens. Cela tient à ce que de nos jours, on se fait du beau une idée qui ne va guère plus loin que celle d'agrément de la physionomie; tandis que, dans l'antiquité, la beauté comprenait en même temps que la régularité des formes, un certain degré de force, et cette vivacité des traits qui annonce l'intelligence. Un peuple voué à la guerre comme les Grecs, était entraîné par son génie même à s'éprendre avec plus de passion encore des qualités qui brillent dans les combats, comme dans les gymnases, et les Doriens avaient fait d'Apollon, leur type national, le plus beau des dieux.

Homère parlant d'Achille, d'Antiloque, de Pâris et de Télémaque, dont la beauté égale à celle des dieux, surpassait celle des plus beaux jeunes gens de leur époque, n'oublie pas de vanter leur force, leur agilité et leur adresse. Sophocle, reconnu solennellement, dans son adolescence, le plus beau des Athéniens, se recommandait également et comme poète et comme musicien. Alcibiade, avec la beauté et les faiblesses d'un dieu antique, possédait les brillantes qualités d'un héros. Enfin Cornélie, à laquelle on demandait à voir ses bijoux, aurait-elle répondu en montrant ses enfants, si ceux-ci n'avaient été remarquables par leur intelligence, en même temps que par leur force et leur beauté.

Toutes les institutions des anciens tendaient vers ce but, parce qu'ils avaient reconnu de bonne heure, que la beauté du corps avait pour compagnes presque inséparables, la régularité des formes, ainsi que la vigueur et la santé.

Lycurgue, loin de condamner ce culte de la forme, avait voulu le développer jusqu'à l'excès. L'enfant n'était pas né, qu'il éveillait déjà la sollicitude des lois. Elles prétendaient diriger, par de secrètes influences, l'action de la nature. La chambre de la jeune mère était ornée des statues d'Hyacinthe, de Narcisse, de Castor et de Pollux, afin que ces images idéales, réfléchies intérieurement par les sens, marquassent à leur empreinte le fruit de ses entrailles. Tant de prévoyance était-elle déçue? Une difformité était l'arrêt de mort du nouveau-né.

Platon, dans ses lois, dit avec raison que la bonne éducation est celle qui peut donner au corps et à l'âme, toute la beauté, toute la perfection dont ils sont capables. Pour acquérir cette beauté, il faut, suivant lui, que le corps se développe dans une parfaite régularité, dès la première enfance. Il prétend également que si le corps, en se développant davantage, ne prend des exercices fréquents et proportionnés à ses forces présentes, il devient sujet à une foule d'infirmités. Enfin Plutarque, en parlant de la nourriture frugale des jeunes Spartiates, dit : « Le « corps devient élancé parce que rien ne s'oppose « à son accroissement. Cela contribue même à la « beauté ; des corps minces et déliés obéissent « mieux à la nature, qui tend à leur donner une « belle conformation. Au contraire, ceux à qui trop « de nourriture donne un excès d'embonpoint, lui « résistent par leur pesanteur. »

La pratique de toutes les coutumes qui, avec la santé, pouvaient produire la beauté des formes, amena ce résultat, que les hommes devinrent en grand nombre des types de beauté, tandis que les femmes, à l'exception des Lacédémoniennes, vivant très-retirées, au fond du gynécée, se développaient moins facilement et ne présentaient pas la même pureté de formes que les hommes. Eschine assure que le plus beau des Grecs n'égalait pas le plus beau des Athéniens. Chez ceux-ci, la beauté individuelle était également le partage des jeunes hommes plutôt que des jeunes femmes ; d'où il résulta, dans les passions humaines, un écart qui a beaucoup étonné la postérité. Cette passion monstrueuse, dont l'exemple des Grecs infesta les Romains, règne encore dans le Levant, probablement sous l'influence des mêmes causes.

Enfin, les beaux-arts eussent-ils fait, chez les anciens, de si admirables progrès, si la beauté et le nombre des modèles n'avaient fourni une inspiration facile aux artistes. Ce qui reste des frises du Parthénon, et les nombreux bas-reliefs et statues antiques qui nous sont parvenus, suffisent pour montrer que tous les modèles appartenaient à un type unique, évidemment celui d'une partie notable de la population.

A l'époque actuelle, où les artistes, ne trouvant pas dans la foule qui les entoure des modèles convenables, sont réduits à reproduire des scènes de genre ou à s'inspirer des souvenirs de l'antiquité, la peinture souffre, et la sculpture est sur la voie de la décadence. Qu'on veuille, en effet, chez nous, retrouver des types approchant celui de la Vénus de Milo, on n'aura chance de les rencontrer que dans les familles qui depuis plusieurs générations vivent de la vie des champs, ou bien à la ville parmi les servantes d'auberge. Sous ce rapport, le moyen-âge offrait plus de ressources, et les fières châtelaines, dont de vieux portraits nous représentent les formes robustes et la beauté sévère, étaient des types qui se rapprochaient plus de la Vénus de Milo, que nos petites maîtresses, aux traits délicats, aux formes mignonnes, qui passent une grande partie de leur vie au coin de la cheminée d'un salon. Mais la beauté, la régularité des formes et même la santé, sont des choses dont ne s'occupe guère notre époque toute positive, qui ne prise que l'intelligence, et encore l'intelligence de bonne heure dirigée vers un but spécial et productif. On fait peu de cas des avantages physiques d'un jeune homme, pourvu qu'à un moment donné il soit en possession d'une profession bien lucrative. Ce qui se passe à l'égard de la jeune fille est bien pis, et la beauté sans dot ne se marie pas.

Que conclure de tout cela, sinon que pour obtenir en France cette beauté plastique dont la Grèce nous a laissé des types si remarquables, il faut donner plus de soin à l'éducation physique, et revenir à certaines pratiques dont l'efficacité est si bien démontrée? Qu'un jeune homme, dans la crainte de devenir trop lourd, ou poussé par un mobile secret de coquetterie, entretienne le jeu de ses organes par un exercice salutaire, qu'il évite les plaisirs de la table ou ces débauches secrètes dont l'effet se reproduit sur la physionomie, et on ne verra pas non plus son intelligence asservie par le joug d'un estomac malade ou d'un cerveau fatigué par les veilles. Par conséquent, les efforts qu'il aura faits pour acquérir quelques rayons de cette beauté, qui est un des attributs de la divinité, le feront jouir en même temps du libre jeu de son intelligence et d'une parfaite santé. En outre, il faudrait que les jeunes filles prissent une part plus grande de cet air et de ce soleil qui contribuent plus qu'on ne pense à la beauté des formes. Le dernier, surtout, donne à la peau ces tons chauds et colorés qu'on remarque chez celles qui habitent les contrées méridionales de l'Europe. C'est à cela que le Bernin faisait allusion, quand, à une question sur le genre de beauté des françaises et des italiennes, il répondait que sous la peau des premières on voit circuler le lait, et le sang sous celle des secondes.

Il est encore à remarquer que la beauté plastique, dont la Grèce moderne par un heureux privilége, montre encore de piquants échantillons aux voyageurs, se voit surtout dans des pays montagneux, bien aérés, jouissant en même temps d'un climat sec, et parmi des populations qui, avec des mœurs pures, ont conservé l'habitude de la sobriété et du travail. De Humbolt, pendant ses voyages en Amérique, a rencontré des milliers d'Indiens, sans jamais remarquer chez un seul une difformité. A l'appui de cette dernière assertion, je mentionnerai la rondeur des formes particulière aux races qui se rapprochent le plus de l'état de nature; tandis que la forme anguleuse est le produit de la civilisation, et de ce que le monde appelle perfectionnement, ce qui ne veut pas toujours dire amélioration de la race. C'est ainsi que la figure généralement ronde des gens de la campagne devient anguleuse chez la même race transportée à la ville.

Influence de l'éducation des enfants sur la destinée des individus et des races.

> Quand ceux de Crète voulaient au temps passé, maudire quelqu'un, ils priaient les dieux de l'engager en quelque mauvaise coutume.
>
> PLUTARQUE.

Infirmités, tempéraments, goûts, affinités, tout se transmet dans l'ordre de succession de la famille et de la race. Être né de parents sains et forts, c'est avoir bonne chance de longévité. La constitution des enfants est donc la honte ou l'honneur de la ligne ascendante; c'est la révélation des causes qui ont agi sur les familles. Misère ou maladie, excès ou passions, régime ou climat, quelles qu'elles soient, elles pèsent sur les générations. La race des héros s'altère par la corruption des mœurs, les races flétries se relèvent par l'observation des lois de l'hygiène.

Il n'en est pas seulement ainsi dans l'ordre physique, mais, dans l'ordre moral, c'est ce qu'on peut appeler l'atmosphère morale dans laquelle on fait vivre les enfants. Puisses-tu vivre en mauvaise compagnie! telle était, chez les Romains, la plus forte imprécation à faire contre son ennemi. Horace dit : « Si le père a la passion du jeu, son fils, portant encore la bulle, remue déjà le dé dans un petit cornet. »

Enfin, le père de Franklin, chargé d'une nombreuse lignée d'enfants, ne put les mettre au collége ni leur procurer une éducation bien recherchée ; mais s'il ne lui donna pas ce que Benjamin Franklin devait se procurer plus tard lui-même, il lui transmit un corps sain, le goût du travail, les meilleurs sentiments et les meilleurs exemples.

Plus respectueux que nous, les anciens avaient tellement conscience de cette influence du sang et de l'éducation, sur la vie et la santé de l'enfant, qu'ils faisaient suivre le nom de chaque individu de celui de son père, ou quelquefois même le désignaient tout simplement par le titre de fils de un tel. Phidias, associant, suivant une pieuse coutume, le nom de son père à son immortalité, avait inscrit sous les pieds du Jupiter Olympien, je suis l'œuvre de Phidias, fils de Charmidès, Athénien.

L'autorité paternelle a subi de nos jours une diminution dont l'influence se fait sentir d'une manière fâcheuse sur l'éducation, et nous sommes bien loin du temps où, chez les Gaulois, au rapport de

César, le père avait autorité sur les enfants, qu'il pouvait faire battre de verges, emprisonner, vendre comme esclaves.

Sans remonter si haut, à l'époque où les parents vivaient au sein d'une nombreuse lignée d'enfants, l'éducation était bien plus facile, attendu qu'il n'y avait que l'aîné qui jouît de quelque privilége, et qu'une mesure, quelle qu'elle fût, devait, pour être appliquée à tous les enfants, avoir un caractère de généralité qui ôtait tout prétexte aux caprices. Il en était de même au sujet de l'hygiène, et la règle étendait sur tous son influence bienfaisante.

A cet égard, les choses ont bien changé. Les nécessités de la civilisation, l'égoïsme des parents, font qu'on n'a plus généralement, qu'un seul ou deux enfants, contraste singulier avec le temps où Benjamin Franklin voyait jusqu'à treize de ses frères et sœurs assis en même temps que lui à la table de son père, qui se confia dans son travail et dans la Providence, pour les élever et les nourrir. A quoi est dûe cette diminution dans le nombre des enfants comparée à ce qui se voit en Angleterre, par exemple, où les enfants moins riches sont plus entreprenants? Est-ce à un respect moins profond des préceptes de la Bible sur les devoirs du mariage? Toujours est-il que la France est le seul pays où, par une contradiction qui s'observe rarement dans les lois économiques, on voit le nombre des mariages s'accroître en même temps que celui des naissances diminuer. Ce petit nombre des enfants, dans chaque famille, surtout au sein de celles qui sont entraînées par le courant des affaires, a amené un résultat auquel on devait s'attendre, l'affaiblissement de l'autorité paternelle. Par là aussi on peut dire que les parents forgent eux-mêmes leurs fers et travaillent à se rendre malheureux. La moindre indisposition, le moindre caprice de l'enfant unique, les plonge dans les transes, et les livre à la tyrannie d'un être qui comprend bien vite aux alarmes qu'il cause, toute l'étendue de son pouvoir.

Les rapports nouveaux que cet état de choses crée entre les parents et les enfants, ne peuvent que nuire à l'éducation, et rendent plus que jamais nécessaire une éducation publique forte et propre à former l'enfant en même temps qu'à l'instruire. En un mot, il faudrait que là où les parents, comme on en voit trop souvent des exemples, montrent de la négligence dans l'éducation de leurs enfants, l'état intervînt pour imprimer une direction générale inflexible. L'enfant ne serait plus élevé pour le plaisir des parents, ni en vue d'acquérir une masse de connaissances qui l'enorgueillissent et l'épuisent, mais pour lui-même et pour la société dont il est destiné à faire partie. Livré plus souvent à lui-même, obligé de chercher ses moyens de défense et de protection, il apprendrait de bonne heure cette grande leçon que la vie est une série d'obstacles qu'il faut savoir surmonter.

Montaigne faisant allusion à l'éducation de son temps, dit : « Notre enfant est bien plus pressé, il ne doit au pédagogisme que les premiers quinze ou seize ans de sa vie, le demeurant est dû à l'action. » Aux États-Unis, où le déplacement de la population est incessant, et où les enfants ont sous les yeux le spectacle de leurs parents, livrés à une activité commerciale sans précédents dans l'histoire, ils acquièrent de bonne heure la connaissance des choses essentielles à la vie, et la hardiesse nécessaire pour se conduire en toute circonstance. Aussi n'est-il pas rare de rencontrer, à l'âge où ils sont encore chez nous sur les bancs des écoles, de jeunes Américains entrés complétement dans la pratique des affaires. L'éducation, jointe à la pluralité des enfants dans chaque famille, produit le même résultat chez les jeunes Anglais des classes aisées ; c'est à elle, plus encore qu'à la vigoureuse constitution de la race, qu'ils doivent cette santé robuste qui en fait des êtres cosmopolites par excellence, et leur permet de passer d'un climat à un autre, et de s'exposer en voyage, à des accidents de régime, contre lesquels la santé française est bien moins assurée. A cette cause seule, il ne faut pas rapporter la répugnance que la jeunesse française montre à quitter le sol qui l'a vu naître, on doit tenir compte également de l'habitude d'une surveillance de chaque instant, qui ôte à l'enfant et au jeune homme, jusqu'à l'idée d'une démarche faite en dehors de la protection immédiate de ses parents ou de ses maîtres.

A notre époque cependant, où la France s'étend depuis la mer du Nord jusqu'aux limites du Sahara, et où la facilité des communications et les liens commerciaux, suppriment, en même temps que la distance, la barrière des nationalités, il devient plus que jamais nécessaire que l'enfant soit élevé en vue de n'importe quel climat et quelle société. Socrate ne se disait-il pas citoyen, non d'Athènes, mais du monde entier, et Montaigne ne voulait-il pas que son élève pût habiter sur n'importe quel point du globe.

Le moyen le plus efficace d'en arriver là serait une éducation première, la même pour tous, que l'enfant fût destiné à être artisan ou soldat, à vivre dans l'opulence ou dans la médiocrité, éducation qui devrait avoir pour objet de former à l'enfant un corps robuste, et de lui mettre dans l'esprit, en même temps que des notions justes du beau et du bien, le goût de la liberté personnelle. Rien n'empêcherait ensuite de rendre l'éducation du guerrier plus agissante et celle du littérateur plus pensante, suivant l'opinion émise par Montesquieu dans l'esprit des lois. « Les différentes so-

« ciétés dans lesquelles on doit vivre en poussant les
« choses plus loin, exigent une différente éducation.»
Tandis qu'Athènes, qui avait à garder le sceptre
de l'intelligence et des beaux-arts, accordait une
part importante aux études qui les concernaient,
à Lacédémone et à Rome, où l'esprit était tout militaire, on dressait le jeune homme en vue d'en faire
un soldat. L'auteur de Grandeur et décadence des
Romains signale, avec la corruption des mœurs,
l'abandon des exercices du champ de Mars, comme
les principales causes de la chute de l'empire romain. Dans l'Inde, où la classe des prêtres dits
brahmes, et non celle des katryas ou guerriers, ent
toujours la haute main sur l'éducation, celle-ci s'est
trouvée dirigée plutôt du côté moral et théologique que du côté physique et civil; aussi ne faut-
il pas s'étonner que l'éducation étant peu militaire,
l'Inde ait été la proie facile de tous les conquérants
du voisinage.

Bref, toutes les fois qu'un peuple a pesé d'un
certain poids dans la balance du monde, ce fut toujours parce que l'ensemble de ses lois accordait une
part importante à l'éducation physique de la jeunesse, cette source des adolescents et des hommes
faits, et pour lui la décadence a toujours coïncidé
avec l'abandon des institutions auxquelles il avait
dû sa suprématie.

C'est à la gymnastique que les soldats romains

durent cette rapidité et cette force tant vantée. Les mamelucks étaient des enfants achetés sur les divers marchés de l'Orient ou ravis aux populations voisines : ces enfants instruits dans la religion musulmane, recevaient une éducation capable d'en faire un corps de cavalerie sans égal au monde, et qui ne put être vaincu que par la bravoure des Français et le génie de Bonaparte. Enfin l'élite de notre armée, zouaves, turcos, chasseurs à pied, n'est-elle pas fournie par des soldats chez lesquels la gymnastique a développé une foule de vertus que nous gardons en nous-mêmes.

En suivant le même ordre d'idées, nous voyons, pendant le cours de la dernière guerre d'Italie, la société de gymnastique de Hambourg, sous l'empire des passions du moment, faire un appel aux jeunes gens de l'Allemagne, avec le but avoué de préparer les enfants à la guerre, et les exhorter à se livrer avec zèle à tous les exercices du corps qui pouvaient faire d'eux de vaillants et robustes défenseurs de la patrie germanique. Un peu plus tard, à l'occasion des conférences de Zurich, on vit les autorités suisses rassembler toute la jeunesse d'un canton, depuis l'âge de huit ans jusqu'à celui de dix-huit, et celle-ci se livrer à des exercices gymnastiques de toute sorte, puis, à des évolutions militaires, en présence des plénipotentiaires. Aussi la Suisse pouvait-elle dire avec raison, que grâce à une éducation si bien faite, elle possédait une armée de 100,000 hommes, prête en un instant à prendre les armes. Tout ce qui précède est destiné à montrer de quel intérêt il est pour la France, qui a une juste prépondérance à maintenir, et la seule nation qui fasse la guerre pour défendre ou faire triompher une idée, de ne pas négliger l'éducation physique des enfants, dont elle attend un jour des soldats agiles et vigoureux.

Parfois, à l'époque actuelle, on entend des gens se plaindre de l'oppression exercée dans certaines circonstances par les classes inférieures. C'est la force brutale, dit-on alors, qui nous opprime. A qui la faute? N'est-elle pas à ces membres des classes supérieures qui, aspirant exclusivement dès leur enfance à la supériorité intellectuelle, ont perdu, pendant leurs longues études, le prestige des avantages physiques, et n'arrivent qu'étiolés à la fonction ou au grade tant désiré.

Grâce aux soins infinis qu'elle accordait pendant le moyen-âge à l'éducation physique de ses enfants, la noblesse française forma longtemps la classe la plus influente et la plus vigoureuse de la nation; jusqu'au moment où, attirée par François Ier et Louis XIV à la cour, elle mit de côté cette activité et ces vertus auxquelles était dû son ascendant. Le jour où les paysans virent revenir de la cour, leurs seigneurs affaiblis par une vie efféminée, ils les comparèrent à ces hauts et fiers barons dont le souvenir leur inspirait encore la frayeur, et la noblesse, privée d'une partie de son prestige, n'en marcha que plus vite vers sa décadence. Aujourd'hui que la bourgeoisie, qui aspirait à jouer le même rôle que la noblesse, est tombée dans les mêmes fautes, elle se voit dominée par la classe des prolétaires, par ces Jacques autrefois si méprisés des robustes chevaliers et des artisans du moyen-âge. Il est vrai que l'éducation de la noblesse du temps passé était moins le fruit des institutions que du genre de vie obligée, genre de vie incompatible avec les habitudes sédentaires de notre époque; mais c'est une raison de plus pour nous, de ne négliger aucune occasion de relever la force défaillante dans les classes élevées de la société.

La mauvaise direction qui est donnée chez nous à l'éducation du corps, trouve en partie sa cause dans un vice de notre organisation sociale. On ne s'occupe guère que de former les enfants à la vie privée, et rien n'est fait pour leur montrer la société sous son jour véritable. Pour éviter les froissements d'amour-propre, chaque famille vit isolée, et un enfant ne peut fréquenter qu'un enfant d'un rang au moins égal au sien. La même manie existant à presque tous les degrés de l'échelle sociale, fait qu'à la ville et même au village, un enfant ne peut mettre le pied hors de la maison paternelle, sans être accompagné et dans une tenue qui l'oblige à être esclave de ses vêtements. Cette coutume peut avoir l'avantage de faire des enfants convaincus de leur importance, mais elle est loin de cadrer avec les règles du bon sens et de l'hygiène.

J'accepterais plutôt le risque de voir les enfants prendre des habitudes, je ne dirai pas vicieuses, ce qu'il faudrait éviter à tout prix, mais communes, au contact de ceux des classes inférieures, convaincu qu'avec l'âge et la séparation que nécessitent les études spéciales, la dignité des enfants n'y perdrait en rien, et qu'ils y gagneraient beaucoup en force physique et en connaissance de la vie. La réunion des différentes classes de la société a lieu dans les établissements de bains, manéges, etc., où elle ne présente aucun inconvénient. D'ailleurs, le fils du noble ou du bourgeois, peut-il se trouver humilié d'être distancé dans les exercices physiques par le fils de l'artisan? Il y aurait plus d'inconvénient si la rivalité avait lieu pour des matières touchant à l'exercice des facultés morales ou intellectuelles.

Lorsque les riches ne partagent plus les plaisirs du peuple, le sentiment de la solidarité se perd, la séparation entre les classes se creuse, et le schisme survient. Il en résulte que ces rapprochements inattendus, que pouvaient amener les relations anciennes et par lesquelles les idées révolutionnaires des uns se trouvaient pacifiquement contrebalancées par les idées conservatrices des autres n'existent plus, et que la société se trouve livrée au ballottement d'influence de deux classes qui n'ont aucun ménagement à garder l'une envers l'autre. Une partie de ces inconvénients disparaîtrait si toutes les classes de l'enfance se trouvaient réunies dans la fréquentation de grands établissements tels que des gymnases.

Sur ce point, les Anglais sont nos maîtres. Ne voyant que le but à atteindre, sans se préoccuper de quelques sacrifices imposés à l'amour-propre, ils profitent dans beaucoup de cas de la tournure qu'ils ont imprimée à leur éducation, pour se mêler aux plaisirs du peuple, et établir entre les classes de la société une solidarité profitable à tous. Dans les provinces surtout, le fils du Squire a pour camarades de jeux les fils des fermiers du voisinage ou des tenanciers de son père. On ne regarde pas à l'origine de ces enfants, pourvu qu'ils soient braves et honnêtes. De père en fils, ces relations traditionnelles existent sans que les enfants, devenus hommes et se retrouvant en présence aux assemblées de la paroisse, aient à souffrir de relations qui leur ont appris à se connaître et à s'estimer à leur juste valeur. C'est à ce régime, auquel se prêtent non-seulement les institutions, mais encore le caractère national, que l'Angleterre doit une partie de sa prospérité, et le calme avec lequel elle a tra-

versé les crises politiques qui, dans le cours de ce
siècle, ont affligé l'Europe presqu'entière.

L'aperçu, que je viens de montrer, de certaines
parties des mœurs Anglaises, n'est pas de ma part
l'indice d'une préférence exclusive. Je crois seulement à l'utilité d'une intervention directe de l'État
dans l'éducation de la jeunesse, à l'effet de la débarrasser des entraves qui l'environnent, et de lui
imprimer une impulsion plus virile. De bonne heure
il pourrait se charger de régler les habitudes,
comme d'ordonner une foule d'exercices et de cérémonies, destinés à établir des liens de confraternité
entre les enfants, et à montrer à tous l'État comme
celui auquel sont dus tous les respects, tous les
dévouements. Malgré la répugnance qu'elle peut
soulever, cette intervention de l'État n'a rien qui
doive étonner ceux qui se rappellent que, tout
récemment encore, on discutait aux chambres la
question de rendre obligatoire l'envoi des enfants
aux écoles communales.

Pareil genre d'éducation serait analogue sous
beaucoup de rapports à celui de la plupart des
peuples de l'antiquité, où, au contraire de ce qui
a lieu chez nous, on estimait que les enfants appartiennent plus à l'État qu'à leurs parents, et où l'on
s'attachait à frapper leur esprit par des exercices
et des exemples, bien plus que par des préceptes.
Quel que fût l'âge de l'enfant, on voyait ses maîtres

préoccupés d'imprimer chez lui le dévouement à l'État et le respect des lois établies. Il semble même qu'ils n'accordaient à l'amour de la vertu que le second rang. A Lacédemone, en particulier, l'autorité des parents disparaissait complétement devant celle de l'État, qui disposait de la vie des enfants comme il l'entendait. Outre l'avantage de réprimer les passions et les mouvements violents, l'éducation des Spartiates avait l'avantage que, jetés dès l'enfance dans le même moule de vertu, suçant avec le lait l'amour de leurs institutions, il régna entr'eux un accord parfait. Suivant Montaigne, chez certains peuples de la Grèce, c'était un continuel exercice de la langue, à Sparte un continuel exercice de l'âme. Quand Agésilas convie Xénophon d'envoyer nourrir ses enfants à Sparte, ce n'est pas pour y apprendre la rhétorique ou la dialectique ; mais pour apprendre « ça, dit-il, « la plus belle science qui soit à sçavoir, la science « d'obéir et de commander. Par quoy il n'est pas « estrange si, Antipater, leur demandant cinquante « enfants pour ostages, ils respondirent, tout au « rebours de ce que nous ferions, qu'ils aimaient « mieulx donner deux fois autant d'hommes faicts, « tant ils estimaient la perte de l'éducation de leur « pays ! » En France, où la défense de l'État ne nécessite pas le concours de tous les citoyens valides, l'éducation peut être moins citoyenne ;

mais ne pourrait-elle emprunter à celle de nos voisins les Anglais quelques-unes de ses qualités. Ils ont grand soin d'imiter nos canons rayés, nos vaisseaux cuirassés, imitons leurs mœurs en ce qu'elles ont de profitable.

De nos jours, et avec le régime de liberté individuelle, auquel nous sommes habitués, l'ordre de choses, que je propose plus haut, paraîtra inapplicable ; cependant s'il est une domination qu'on puisse supporter, c'est celle non plus d'un souverain, d'une aristocratie, mais de l'État exerçant son autorité sous la forme de réglements auxquels tous, sans exception, seraient astreints, et à un âge où le joug, quel qu'il soit, est toujours porté légèrement. Quand je parle de l'État, ce n'est pas pour demander qu'on fasse peser une règle invariable sur l'enfance, et que par des ordres partis d'un point du pays, on surveille chacun des actes de l'enfance. L'État, avec le régime de centralisation qui règne actuellement, est une machine assez compliquée, sans qu'on lui donne un rouage de plus, ensuite il a le tort de faire tout passer sous son niveau inflexible, et d'appliquer la même mesure au midi et au nord de la France, à une commune des Hautes-Alpes et à un quartier de Paris. En plaçant, au contraire, l'éducation dans les attributions de la commune, ou plutôt dans celles du département, on y gagnerait une variété dans les méthodes, qui par la comparaison, tournerait au profit de l'éducation. Ce régime, on ne peut plus favorable à l'émulation, permettrait de faire de bonne heure des enfants pratiques, et dès la sortie de l'enfance, des citoyens. Il n'y a rien dans ces idées qui ne soit praticable, l'épreuve faite par les anciens, est de nos jours confirmée par les sectes réformistes des États-Unis.

Écho des grands hommes de l'antiquité, je viens de payer ma dette à la société, en apportant avec le contingent de mes réflexions personnelles, l'exposé de leurs préceptes et de leurs exemples. C'est aux parents à en tirer leur profit individuel, à l'État d'apporter une modification à l'éducation des jeunes citoyens, afin d'atténuer le triste tableau des réformes pour causes d'infirmités, dues à une trop faible constitution chez les conscrits.

FIN.

TABLE DES MATIÈRES.

FIN DE LA TABLE DES MATIÈRES.

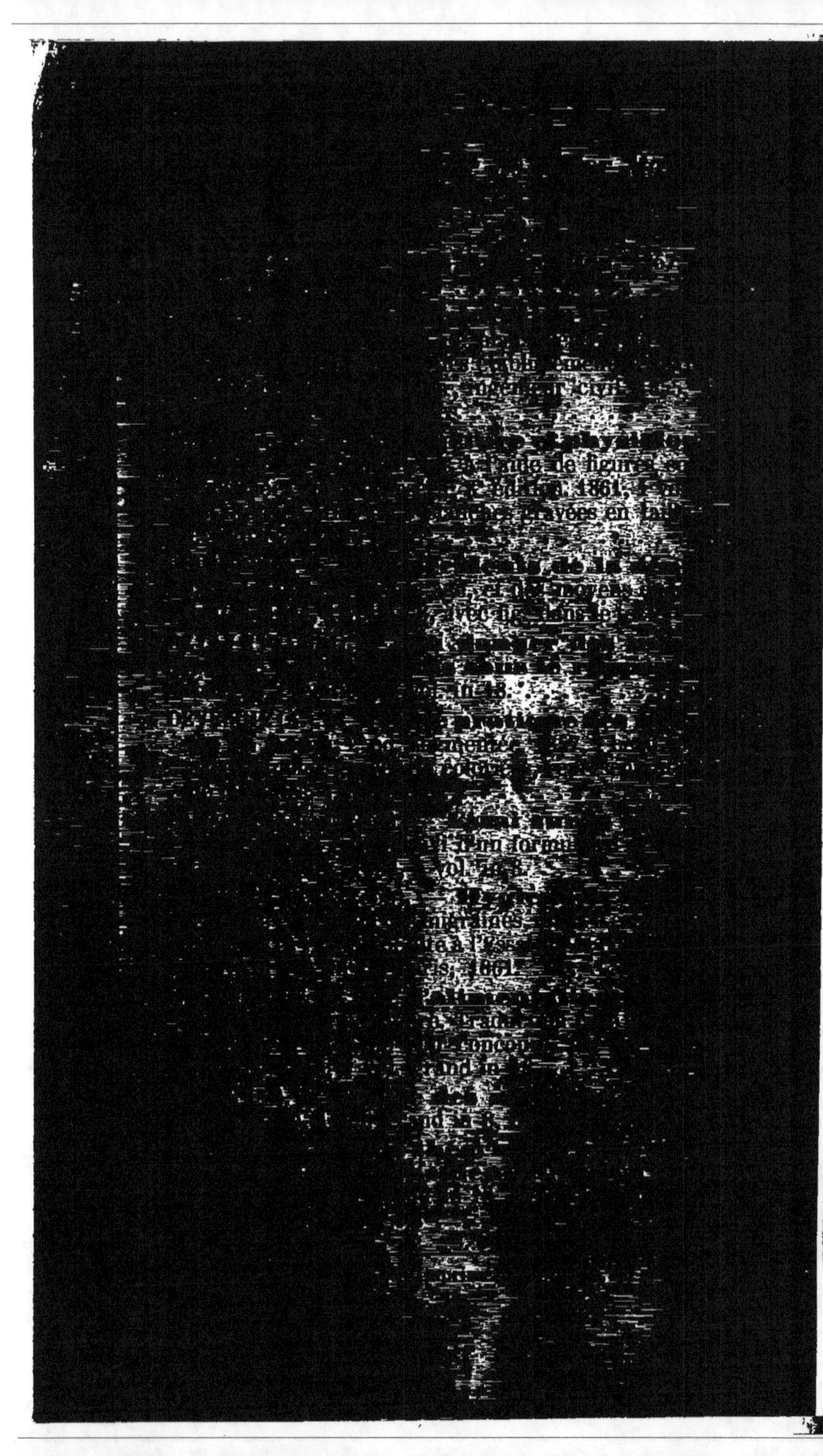